L'INJURE A FLEUR DE PEAU

Du même auteur

- *L'effet injure*, Paris, PUF, 1983.

En *couverture: dessin original de Zohra Larguèche, Tunis, 1993*

Evelyne LARGUECHE

L'injure à fleur de peau

Editions Harmattan
5-7 rue de l'Ecole-Polytechnique
75005 Paris

SANTÉ, SOCIÉTÉS ET CULTURES
Collection dirigée par Jean Nadal

Peut-on être à l'écoute de la souffrance, en comprendre ses racines et y apporter des remèdes, hors d'un champ culturel et linguistique, d'un imaginaire social, des mythes et des rituels ?

Qu'en est-il alors du concept d'inconscient ?

Pour répondre à ces questions, la collection *Santé, sociétés et cultures* propose documents, témoignages et analyses qui se veulent être au plus près de la recherche et de la confrontation interdisciplinaire.

Déjà parus :

Ophtalmologie et Société, par B.Z. Nizetic et A. Laurent
Cinq essais d'ethnopsychiatrie antillaise, par Ch. Lesne
Bouddhisme et psychiatrie, par Luon Can Lien
Fous de Rousseau, par C. Wacjman
Les thérapies traditionnelles dans la société Kabyle, par N. Navet Mohia
Le Feu et la Cendre, travail de deuil et rites funéraires dans un village libanais, par N. Khouri

A paraître :

La souffrance comme projet de vie, par T.C. Carreteiro
La crise de l'école, approche interdisciplinaire, par J. Levine
La folie ou la rivalité pathologique, par B. Badji

ISBN : 2-7384-1882-1

AVANT-PROPOS

L'injure à fleur de peau, un tel titre est sans doute évocateur et suggère des interprétations diverses, chaque mot étant chargé de fortes connotations affectives et du poids de tout un monde sensible : injure, fleur, peau.

L'expression «à fleur de peau» désigne précisément l'intensité et la proximité de cette sensilibité, prête à se manifester, à s'extérioriser, à apparaître à la surface du corps, sur la peau.

Que l'injure soit là toute proche, «à fleur», c'est bien le sens général que nous avons voulu donner pour cet ouvrage, mais que l'on ne s'y trompe pas : celui qui pense trouver de nouvelles formules pour augmenter sa collection d'injures, ou qui s'attend à découvrir un choix d'expressions truculentes, sera déçu, tout comme sera désappointé celui qui recherche le mordant d'un pamphlet ou le piquant d'une verve satirique.

C'est l'injure elle-même qui est ici en cause, et si nous mettons en avant sa proximité c'est, on le verra, davantage pour y réintroduire des distances que pour s'y noyer.

Ainsi *l'injure à fleur de peau*, outre la signification générale due à l'expression, a pour nous un sens bien particulier, sinon allusif, qu'il convient d'expliciter afin de situer les différentes approches contenues dans ce volume et qui y renvoient directement.

Une mise au point tout d'abord : la division en trois parties correspond pour une large part à trois étapes majeures de ce travail, qui ont fait l'objet de publications sous forme d'articles parus principalement dans la revue *Psychanalyse à l'Université* : témoignages d'un cheminement de la recherche, d'hésitations, d'hypothèses éventuellement contredites par la suite, etc. Ces articles ont été en partie remaniés, actualisés en quelque sorte, pour être réintégrés dans la problématique de fond qui les avait suscités mais dont on ne pouvait précisément pas avoir une vue synthétique tant qu'ils n'étaient pas réunis dans l'espace et dans le temps.

Le plus ancien, «*«Espèce de...!» : réflexions sur les relations de l'indivuel et du collectif dans l'injure*», constitue le point de départ de cette prise de distance que nous évoquions à l'instant.

Prise de distance par rapport à un premier travail, qui ne pouvait qu'être fermé sur lui-même, traitant de l'injure et rien que de l'injure. Travail de mise à plat, de décorticage, visant à démêler la complexité du genre, et à en démonter les mécanismes et les rouages, mais - et c'est là un point important - en prenant en considération l'acte de discours lui-même ainsi que le rôle des différents acteurs et non pas l'expression injurieuse seule, séparée de son contexte.

Analyse comparative des situations, définition des différents rôles, description des nuances et des variantes, recherche d'exemples typiques, pour tout dire, mise en place d'une typologie et définition de ce que nous avons appelé *L'effet injure* [1]. Telle a été notre manière d'aborder le problème, rejoignant en quelque sorte ce conseil d'Emile Benveniste : «Bien des notions en linguistique, peut-être même en psychologie, apparaîtront sous un jour différent si on les rétablit dans le cadre du discours, qui est la langue en tant qu'assumée par l'homme qui parle, et dans la condition

1. Thèse de Doctorat de Psychopathologie clinique et Psychanalyse de l'Université Paris VII, dirigée par le Professeur Jean Laplanche et soutenue en 1981, qui a été publiée en 1983 aux Presses Universitaires de France, dans la collection «Voix nouvelles en psychanalyse», sous le titre : *L'effet injure : de la pragmatique à la psychanalyse.*

d'*intersubjectivité*, qui seule rend possible la communication linguistique» [2].

Première étape donc, indispensable malgré son caractère quelque peu austère, et qui depuis sa publication a eu la satisfaction de voir, en maintes occasions et dans des cadres divers, que cette typologie pouvait être «appliquée» - au sens où on applique, on expérimente, une théorie ou un principe scientifique - et qu'elle supportait la mise à l'épreuve, en un mot, qu'elle «fonctionnait».

Pour nous, néanmoins, le livre terminé, deux points notamment demeuraient obscurs et insuffisamment traités, tout simplement insatisfaisants, et cela malgré (ou peut-être grâce à) l'évidence qui les sous-tendait.

L'un concernait l'injure «raciste», telle qu'on la nomme habituellement, et que nous nous proposions d'étudier plus à fond, car bien que trouvant sa place dans notre typologie, elle nous semblait constituer une injure particulière. Est-ce la réaction observée à sa simple évocation ? Est-ce l'intérêt immanquablement suscité par sa seule dénomination ? Toujours est-il que l'oeil amusé et l'oreille distraite, généralement réservés à l'injure, faisaient ici place au regard grave et à l'écoute attentive. Pourvue de l'adjectif «raciste», l'injure ne relevait plus de l'anecdote mais du drame, elle était là (pour une fois) véritablement prise au sérieux, elle devait donc bien constituer un cas à part.

L'autre point d'ombre portait, non plus sur une catégorie particulière d'injure mais bien plutôt, à l'inverse, sur la confusion ou l'entremêlement inextricable de l'injure avec un autre phénomène du même genre, le trait d'esprit. Entremêlement que notre typologie avait timidement tenté de démêler mais qui, dû à notre avis pour une bonne part à l'étude notoire que Freud a consacrée à ce sujet et qui fait en quelque sorte foi en la matière, ne pouvait être clarifié que par un travail approfondi sur ce texte lui-même.

La prise de distance n'était pas ainsi un éloignement, pas plus qu'un détachement, mais bien plutôt une ouverture,

---

2. E. Benveniste : *Problèmes de linguistique générale I*, Paris, Gallimard, 1966, p.266.

une mise en perspective, se centrant moins directement sur l'injure et s'intéressant davantage à ses frontières.

Ces deux points obscurs conduisaient à deux axes de recherche apparemment sans lien entre eux, qui se rejoignent pourtant et sont même complémentaires. C'est seulement une fois paru notre article, *Le trait d'esprit : une injure évitée ?*, que s'est imposée l'idée de constituer ce volume, et la question de l'injure «raciste», qui avait été notre point de départ, ne s'est trouvée «résolue» qu'en fin de parcours, ce qui explique la nuance spéculative et dubitative que nous avons introduite dans sa dénomination : l'injure *dite* «raciste».

On saisit sans doute mieux le sens allusif de *l'injure à fleur de peau* qui renvoie précisément à ces deux directions, les réunissant, les «condensant» (pour employer un terme technique de Freud), en une seule formule, à la manière d'un trait d'esprit.

D'un côté, l'expression «à fleur de peau» est ainsi prise au sens propre : ce qui apparaît, ce qui se voit sur la peau ; la peau étant elle-même entendue au sens étroit comme au sens large d'aspect extérieur du corps. La couleur de peau n'est-elle pas ce qui fait le plus communément référence à la différence raciale ? L'injure à fleur de peau est donc ici une manière de faire le lien entre injure *et* racisme, ou encore tout simplement une façon, disons plus imagée, de nommer l'injure «raciste».

De l'autre côté au contraire, «à fleur de peau» est à prendre au sens figuré : ce qui se situe sur le même plan ou au même niveau, ce qui se manifeste à l'extérieur au lieu de demeurer enfoui à l'intérieur, etc. C'est à l'entremêlement de l'injure et du trait d'esprit qu'il est ainsi fait allusion.

Bien d'autres «associations» viennent inévitablement s'ajouter à cette «condensation» particulière. Tout ce qui a trait à la «blessure» que l'injure provoque, ou encore à l'injure qui «colle à la peau» ; tout ce que suggère l'«affleurement», l'apparition à la surface, l'émergence de ce qui est habituellement caché ; ou encore l'«effleurement», le contact furtif, superficiel, qui néanmoins peut occasionner une blessure légère, une égratignure. En un mot, toute la sphère sensible qui s'attache à la peau, cette enveloppe tout autant psychique que corporelle, comme l'évoque si joliment la notion de *moi-peau* développée par Didier Anzieu [3]. La liste serait longue et nous préférons laisser à chacun le soin, et sans nul doute aussi le plaisir, de les découvrir.

Suivons maintenant le fil de nos trois étapes

Comment traiter la question de l'injure «raciste» sans se référer à toutes les études sur le racisme ? Telle est la façon dont on peut énoncer la principale difficulté à laquelle nous avons dû nous affronter, pour ne pas dire le «piège» auquel nous n'avons pas échappé pendant un temps, jusqu'au moment où, devant la complexité et le désaccord qui se manifestaient en ce domaine, nous avons décidé de reprendre nos propres outils, forgés à la mesure plus modeste de notre champ de recherche : celui de l'injure et non celui du racisme.

Il nous a fallu ici traquer l'évidence. Evidence de la dénomination, car s'il est un fait certain, c'est que tout le monde semble savoir ce qu'est l'injure «raciste» (mais tout le monde ne croit-il pas savoir ce qu'est le racisme ?). De là à en trouver une définition, que ce soit par rapport à l'injure ou par rapport au racisme, elle ne résiste pas à l'épreuve et se révèle vite indéfinissable. Et si la législation elle-même s'y intéresse, c'est davantage, semble-t-il, pour tenter de saisir le racisme que pour circonscrire un type particulier d'injure.

Quant à nous, n'avions-nous pas tout autant souscrit à l'évidence, puisque dans notre typologie nous parlions d'injure de type «raciste» et nous nous proposions de l'étudier séparément ? Encore une fois ce n'est qu'en fin de parcours que la mise en doute a pu réellement supplanter l'évidence.

3. D. Anzieu : *Le moi-peau*, Paris, Dunod, 1985.

Revenons au point de départ. C'est la locution «*Espèce de...!*», typiquement française, aussi banale que mal définie, accompagnant le plus souvent une injure mais n'en ayant pas le statut, qui nous en a fourni le support. Celle-ci présentait en effet le double attrait pour nous, d'une part d'être liée étymologiquement à la notion de *spécificité* (pivot de la typologie et de l'interprétation psychanalytique de «l'effet injure»), et d'autre part, de se trouver dans une proximité sémantique indéniable avec le terme de *race*.

Pensant ainsi remettre en question l'importance que nous avions accordée à la spécificité dans l'injure, nous n'avons fait au contraire que la confirmer par cette étude. L'hypothèse que nous avions amorcée, à savoir qu'au-delà, ou plutôt en-deça, d'une spécificité liée aux significations conscientes (sur laquelle repose la typologie) se dessinait une spécificité relevant, elle, d'une logique plus inconsciente qui fait que *l'injure porte juste parce qu'elle blesse*, et non l'inverse (comme y fait croire l'adage «il n'y a que la vérité qui blesse» - mais là encore, de quelle vérité s'agit-il ?), cette hypothèse se trouvait non seulement renforcée mais en quelque sorte justifiée par le double sens contenu dans la notion de spécificité elle-même (un sens disons individuel, tendant à particulariser, et un sens collectif visant au contraire à inclure l'individu dans une espèce).

Cette étrange locution d'«espèce de...!» non seulement méritait pleinement le statut d'injure, mais de plus, par son contenu sémantique et surtout par sa fonction dans le discours, elle apparaissait même comme le prototype de l'injure et... de l'injure «raciste». Elle permettait ainsi de faire ce constat ou de poser ce principe que : dans la mesure où l'injure crée de par les liens qu'elle instaure dans l'acte de parole, une race, une espèce, *toute injure est en elle-même «raciste»*.

L'évidence d'une catégorie particulière tombait du même coup, à moins d'y voir - ce que nous n'avons vu que plus tard - une manière de créer une «espèce d'injure», un *spécimen* permettant de donner l'illusion de saisir ce qui précisément est insaisissable (le racisme), tout comme un spécimen en chair et en os permet de croire à l'existence de telle ou telle race alors que celle-ci est insaisissable en tant que telle.

Evidence qui en quelque sorte se nourrit de la même illusion que celle qu'elle crée, et dont notre mise en doute dans *l'injure dite «raciste»* marque la «désillusion».

Le cheminement d'une recherche est parfois bien surprenant. La voie ouverte avec «espèce de...!», l'actualité concernant les problèmes de l'immigration et, notamment, les réflexions autour du Code de la Nationalité, vinrent se joindre et se focaliser sur une notion intrigante par son sens particulier et même technique, tout autant que l'avait été «espèce de..» par sa banalité et son imprécision. Cette notion c'est celle de *naturalisation*. Mais à l'intrigue se mêlait ici l'insolite, du fait de la curieuse singularité que possède ce terme, apparemment uniquement en français, qui est de signifier aussi bien *l'acquisision de la nationalité* que le procédé par lequel on conserve un animal (ou un végétal) mort, et dont le plus courant est celui de *l'empaillage*.

Ce qui nous intriguait c'était l'observation d'une sorte d'inadéquation entre le terme de naturalisation et l'idée de nation, nous amenant ainsi à nous interroger sur l'évolution du lien entre les idées de naturel et de national, et à formuler l'hypothèse - qui en choquera sans doute plus d'un, mais qui semble néanmoins suivre un certain sens de l'histoire des idées - que cette inadéquation ou ce lien distendu avait pour conséquence (ou pour cause ?) un rapprochement vers l'autre sens du mot, c'est-à-dire le procédé naturaliste.

Mais si le terme était en quelque sorte «empaillé», sa fonction, elle, devait être bien vivante du fait de la persistance de son emploi et de sa non-remise en question.

L'étude de l'acte juridique de l'acquisition de la nationalité par décret de l'autorité publique, donc par naturalisation, allait nous réserver d'autres surprises. En y regardant de plus près, on s'aperçoit en effet que c'est précisément le *terme de naturalisation* qui ici fait tout, et que, contrairement aux autres modes d'acquisition, il est à la fois condition et résultat. C'est lui qui, par la fiction d'une alternative et d'une temporalité, fait croire à la transformation de l'étranger en national, ou qui, pour rejoindre notre problématique, *crée* l'espèce des «naturalisés». Mais c'est lui encore qui, tout en faisant référence au naturel, marque dans le mot lui-même toute la distance qui l'en sépare, et qui *dit* (à la manière d'un lapsus) l'impossible transformation, l'impossible légitimité, l'impossible place du naturalisé.

Véritable artifice faisant illusion, comment ne pas penser à la «paille», donnant à un animal mort l'apparence du vivant ? Comment ne pas voir que la juxtaposition étranger *et* national n'est pas plus acceptable pour le conscient que celle de mort *et* vivant ? Sauf à avoir recours précisément à un procédé artificiel, la naturalisation.

Injuria sanguinis, injuria soli (injure du sang, injure du sol), le titre de cette deuxième partie suggère - là encore en clin d'oeil, par un jeu de mots que seule permet la langue latine - que l'injure est ici «à fleur» du droit du sang (*jus sanguinis*) et du droit du sol (*jus soli*).

C'est encore «interpellée» par cette même actualité et par une autre expression qui nous semblait d'une certaine façon trop bien comprise en dépit du contresens qu'elle contient, que nous nous sommes intéressée à la notion de *seuil de tolérance*. Notion qui ressortit, elle aussi, à ce qu'on peut appeler un «quand dire c'est plus que faire», car ce qu'elle *dit* dans les mots eux-mêmes et surtout par leur combinaison, c'est une limite non seulement quantitative mais bien plus fondamentalement qualitative et spatiale. Elle représente ainsi à nos yeux une véritable «injure du sol».

Force du dire précisément, c'est bien là où se situe l'injure, dans l'acte de parole, dans cette «condition d'intersubjectivité» comme la nomme Benveniste. Il n'y a donc rien d'étonnant à ce que ce soit à cette étape (au sens d'une progression mais aussi d'un temps d'arrêt) que nous ayons éprouvé la nécessité de nous attaquer à l'autre point obscur, resté en quelque sorte en veilleuse : celui des rapports de l'injure et du trait d'esprit.

C'est ainsi que la question : *«le trait d'esprit : une*

injure évitée ?» soulève le problème que posait pour nous la célèbre étude de Freud sur «Le mot d'esprit et ses rapports avec l'inconscient», à savoir la place de l'injure. Une place qui, si l'on suit pas à pas ce texte, varie selon le sens que Freud attribue au mot injure lui-même : l'injure apparaît ainsi comme évitée, lorsqu'il s'agit des termes injurieux, mais inévitable, car inhérente au trait d'esprit («à fleur de peau» précisément), lorsqu'il s'agit de l'intention injurieuse (ou de la «tendance hostile» comme il la nomme plus souvent).

C'est bien la raison pour laquelle nous avons intitulé cette troisième partie *De l'intention de nuire*, faisant ainsi du même coup référence à ce qui, juridiquement, constitue le principal facteur des délits de diffamation et d'injure. Mais c'est surtout parce que cette intention de nuire nous paraissait, elle aussi, jouir d'une trop grande évidence, et nécessiter par conséquent une remise en question.

Dans le trait d'esprit tout d'abord, ne convenait-il pas de la «secondariser» par rapport à l'intention de plaire, dès lors que nous remettions l'injure à «sa» place, du fait notamment des conditions relationnelles qui lui sont propres et qui ne sont pas celles du trait d'esprit ? C'est en tout cas ce que nous soutenons.

Mais cette mise au point - ou cette prise de position, comme l'on voudra - nous fait passer des frontières à l'injure elle-même, car elle entraîne une remise en cause fondamentale dans l'aspect relationnel de celle-ci.

Elle oblige notamment à une réflexion sur le problème du *tiers* : est-ce la troisième personne à qui le locuteur s'adresse à propos de quelqu'un d'autre (l'auditeur du trait d'esprit selon Freud, par exemple), ou bien est-ce celui dont il est question entre deux interlocuteurs et dont ils parlent «à la 3ème personne» (grammaticale), le référent ?

Au-delà, c'est un véritable changement de perspective qui est envisagé, posant la question de savoir si dans l'injure l'exclusion ne devrait pas, elle aussi, être «secondarisée», ou tout au moins s'il ne convient pas de la mettre en balance avec l'inclusion. C'est la réunion de ces deux interrogations, et sur le tiers et sur l'exclusion, qui explique notre question : *l'injure : un tiers exclu ?*

La «réponse» que nous proposons est que : du côté de celui qui injurie, l'injure créerait par elle-même un «nous» là où il n'y avait qu'un «je», tout comme, du côté de celui qui est injurié, on l'a vu, elle créerait une espèce, une race, là où il n'y avait qu'un individu.

Réponse qui rend ainsi compte de la complémentarité sous-jacente des deux axes de recherche, mais qui montre surtout à quel point le fondement de l'injure est essentiellement relationnel, «à fleur» là encore, de cette «frontière naturelle» que constitue la peau, entre les humains.

- «"Espèce de...!" : réflexions sur les relations de l'individuel et du collectif dans l'injure», in *Psychanalyse à l'Université*, 1988, 13, 49, p.133-146.

- «La naturalisation : de l'acquisition de la nationalité à l'empaillage», in *Psychanalyse à l'Université*, 1989, 14, 53, p.71-89.

- «Le trait d'esprit : une injure évitée ?», in *Psychanalyse à l'Université*, 1990, 15, 60, p.27-54.

- «L'indésirable et ses frontières», communication au colloque «Incidences cliniques de l'exil», Paris, 24-25 mai 1991 (Cahiers Intersignes et Université Paris VII) : in *Intersignes*, 1991, 3, p.87-97.

I

L'INJURE DITE «RACISTE»

1

MISE EN DOUTE D'UNE EVIDENCE

A la simple évocation de cette injure, les mines deviennent graves et prennent un air entendu, l'attention est captivée et l'intérêt suscité. On est aux antipodes de ce qui se passe habituellement dès qu'on parle d'injure : hilarité, clin d'oeil du sous-entendu, production immédiate de la «dernière» particulièrement piquante, etc..., distraction plus qu'attention, excitation plus que véritable intérêt.

Entre l'anecdote et le drame, nous sommes ici du côté du drame, un drame dont on attend tout sauf qu'on le dédramatise.

Mais nous sommes surtout, semble-t-il, en présence d'une *évidence*, à savoir qu'il s'agit là d'une injure particulière, repérable en tant que telle et bien définie, ou du moins définissable ; évidence, certes, de ce qui est trop incontestable pour être démontré, mais évidence tout autant de la rumeur (des «on-dit»), qui prétend coller à la réalité, et sur laquelle se fonde d'ailleurs bien souvent l'injure elle-même.

C'est pourtant cette évidence que nous voulons *mettre en doute*, et même soumettre à la «question» (à la torture !), et c'est la raison pour laquelle nous parlons ici de l'injure *dite «raciste»*.

Pourquoi cette mise en doute ? Elle provient en fait de deux constats d'échec ou d'insatisfaction.

Le premier, le plus général et le plus facilement observable, tient à ce que, précisément à l'encontre de son évidence, l'injure dite «raciste» est pratiquement *indéfinissable*.

Le second est plus particulier, pour ne pas dire plus personnel, et moins directement observable puisqu'il relève de notre étude de *L'effet injure*, dans laquelle cette question n'a été que partiellement évoquée.

A. Une particularité indéfinissable

Preuve de racisme ?

Quoi de plus facile pourtant, apparemment : l'injure dite «raciste» serait celle qui ferait *preuve de racisme*, c'est-à-dire, si l'on s'en tient aux définitions laconiques des dictionnaires : qui serait inspirée des théories racistes ou propres à celles-ci. Dans ces conditions, pourquoi ne parlerait-on pas aussi bien d'injures «matérialistes», «épicuristes», «stoïcistes», etc. etc.?

Mais on sait très bien (d'évidence) qu'il ne s'agit pas de ce sens strict et que précisément les termes «racisme» et «raciste» en sont venus à désigner de façon plus large quelque chose comme un comportement hostile prenant pour cible un groupe particulier qui serait définissable par des caractéristiques habituellement tenues pour raciales.

Là commencent les difficultés, car, au-delà même du fait que pour certains cette acception extensive entraîne une banalisation du racisme, on se heurte inévitablement au problème de ce qu'il faut entendre par caractéristiques raciales. A moins d'aller encore plus loin dans l'extension et de parler simplement de «caractéristiques bien définies et différentes des nôtres», comme le fait par exemple Tzvetan Todorov, proposant précisément d'«introduire une distinction terminologique» entre ce qu'il appelle le «racialisme», le racisme des doctrines, et le «racisme», celui «d'un comportement ancien et d'extension probablement universelle» [1].

Il n'est pas question pour nous - loin s'en faut - d'entrer

1. T. Todorov : *Nous et les autres*, Paris, Seuil, 1989, p.113-114.

dans les querelles terminologiques et autres que suscite inévitablement le terme de racisme, nous ne faisons que rappeler les difficultés auxquelles on s'expose dès qu'on l'aborde. Mais encore une fois, l'évidence - celle de la particularité de cette injure - est bien là, et il vaut la peine de tenter de comprendre ne serait-ce que sa dénomination.

Pourquoi pas l'injure «raciale» ?

Cette désignation est, elle aussi, souvent employée mais il semble que ce soit dans les cas particuliers où l'injure est constituée par des termes qui font partie disons d'un certain vocabulaire racial, ou qui se réfèrent explicitement à des caractéristiques tenues pour raciales, ou encore lorsque la cible visée est un groupe social défini par le critère racial.

La distinction n'est sans doute pas toujours très nette et parfois l'une et l'autre désignations sont utilisées indifféremment. Reste que si une injure raciale peut être qualifiée de «raciste», une injure dite «raciste» n'est pas forcément raciale.

La nuance n'est cependant pas inintéressante et, à la réflexion, beaucoup plus importante qu'on peut le croire. Avec «racial», le caractère objectif d'une race n'est-il pas en quelque sorte reconnu ? En revanche, avec «raciste», le doute est précisément permis : la connotation idéologique ne suggère-t-elle pas que la race visée n'est peut-être que le fruit de théories ou de doctrines, pour tout dire, qu'une création de l'esprit, et non pas l'observation d'une réalité tangible ? L'accent est ainsi mis du côté du «raciste», minimisant du même coup la véracité des caractères raciaux chez celui qu'il prétend ainsi identifier. Traiter quelqu'un de «raciste» ne s'entend-il pas au fond dans ce sens ?

Dans cette hypothèse, on voit que la confusion qu'entretient le terme «racisme» dans le langage courant, entre la référence aux théories racistes et le comportement plus universel, n'est peut-être pas si innocente et si erronée que le pense par exemple T. Todorov.

La loi sur la liberté de la presse

Une particularité indéfinissable, avons-nous dit. La *législation* pourtant entend bien la définir et ce qu'il y a de plus curieux - mais qui va bien dans le sens de l'évidence - c'est que c'est le racisme lui-même qui est évoqué dans le cadre de l'injure et non l'inverse.

Trois délits recouvrent en quelque sorte toute la législation sur le racisme : les deux plus anciens datent du décret du 21 avril 1939 et sont relatifs à la diffamation (art. 32 al.2) et à l'injure (art. 33 al.3) ; le troisième est à la fois plus général et plus récent (Loi du 1er juillet 1972) et concerne la «provocation à la discrimination, à la haine ou à la violence» (art. 24 al.5).

Cadre trop étroit, se plaignent certains, de cette seule *Loi sur la liberté de la presse* ; mais les reproches ne s'adressent-ils pas davantage à la définition des délits eux-mêmes qu'à leur caractère «raciste» [2] ? Ce dernier en fait ne tient qu'à la nature du destinataire ou de la cible, suivant en cela le critère de distinction des autres sortes de diffamations et d'injures, établi par la loi et dont le but n'est autre que celui d'un barème des sanctions [3]. C'est sans doute en partie là que réside le malentendu.

---

2. Les conclusions et interventions d'un Colloque sur «Droit et discrimination», qui se tenait à Paris en 1987 (19 et 20 juin) et se proposait de faire le point de quinze ans d'application de la loi de juillet 1972, semblent bien aller dans ce sens. On relève ainsi que : «La jurisprudence a montré combien il est difficile de prouver l'existence de ce délit [de diffamation et d'injure racistes]. Mais les raisons qui suivent s'appliqueraient tout autant si le délit n'était pas «raciste» : «Lorsque l'injure est orale, la présence de témoins est nécessaire, dont le plaignant doit pouvoir fournir les identités. D'autre part, il lui faut rapporter «la teneur exacte des propos, en préciser le sens et les conditions dans lesquels ils sont tenus». Cf. I. Parenthoën : Les lacunes de la loi sur le racisme, in *Le Monde* du 26 juin 1987.

3. Il en est ainsi de la diffamation et de l'injure :

- «envers les cours, les tribunaux, les armées de terre, de mer, ou de l'air, les corps constitués et les administrations publiques» (art. 30 et 33 al.1).

- Ou : «à raison de leurs fonctions ou de leur qualité, envers un ou

Reste que, pour le point de vue qui nous intéresse, l'évolution dans la définition de cette cible particulière vaut la peine d'être mentionnée.

- En 1939, la loi sur les deux délits de diffamation et d'injure instaure donc des peines plus sévères dès lors que ceux-ci sont commis «*envers un groupe de personnes qui appartiennent par leur origine à une race ou à une religion déterminée*».

- En 1972, cela devient : «*envers une personne ou un groupe de personnes à raison de leur origine ou de leur appartenance ou de leur non-appartenance à une ethnie, une nation, une race ou une religion déterminée*» ; et c'est cette même définition qui est reprise pour le délit de «provocation à la descrimination, à la haine ou à la violence».

L'extension est manifeste, le flou aussi. La cible n'est plus seulement un groupe de personnes, elle peut être aussi bien une personne ; le lien d'appartenance est distingué de celui d'origine et - ce qui est encore plus intéressant - la non-appartenance, elle aussi, est prise en compte ; bien plus, le lien lui-même n'est plus une caractéristique, disons objective («qui appartiennent»...), il est directement mis en cause («à raison de»...). Extension enfin quant à l'entité collective considérée : à la race et la religion ont été ajoutées l'ethnie et la nation !

Définition donc bien décevante et dont le moins que l'on puisse dire est qu'elle est d'application difficile et que, pour notre propos, elle nous renvoie encore à l'évidence et à l'implicite.

---

plusieurs membres du ministère ou un ou plusieurs membres de l'une ou de l'autre Chambre, un fonctionnaire public, un dépositaire ou agent de l'autorité publique, un ministère de l'un des cultes salariés de l'Etat, un citoyen chargé d'un service ou d'un mandat public temporaire ou permanent, un juré ou un témoin, à raison de sa déposition» (art. 31 et 33 al.1).

B. Une remise en question

A partir d'une typologie

Venons-en au second constat, celui qui nous touche de plus près. S'il est actuellement possible de dire, après un certain nombre d'années d'application et de mise à l'épreuve, que la typologie que nous avons établie à partir de cet *effet injure* se soutient et qu'elle a en quelque sorte fait ses preuves, la question de l'injure dite «raciste», en revanche, est restée pour nous, le livre «fermé», un problème et une interrogation. Nous nous réservions précisément de l'étudier plus à fond suivant ainsi, d'une part, l'évidence qu'elle devait bien constituer d'une certaine façon une injure particulière, mais l'abordant, d'autre part, du fait de notre insatisfaction, par une mise en doute pouvant se résumer dans la question : *dans quelle mesure peut-on parler d'injure «raciste» ?*

Contradiction, paradoxe, cela même qui pousse à la recherche et qui, à l'encontre d'un travail préalable et nécessaire de simplification et de clarification comme peut l'être la mise en place d'une typologie, doit permettre de mieux rendre compte de la complexité de l'objet étudié.

Pour la décrire brièvement, cette typologie, dégagée à partir des types de situation, fait apparaître un critère, celui de la *spécificité* qui permet ainsi de distinguer deux grands types d'injure. L'une est dite *spécifique*, en tant qu'elle vise à particulariser l'attaque, à la «spécifier» précisément, et que, pour ce faire, elle s'appuie sur des caractéristiques propres à la cible. Proche de l'argument, elle utilise pour parvenir à ses fins les divers moyens que la rhétorique met à sa disposition. On peut dire qu'elle est à chaque fois une création. L'autre type d'injure, dénommée par opposition *non-spécifique,* correspond plutôt aux mots d'injure, ce qu'on désigne le plus souvent indistinctement comme gros mots ou même jurons ; mots à forte connotation affective, utilisés non pas tant pour leur sens que pour leur *fonction* d'injure ; figures de rhétorique figées, codées selon les époques et les lieux, en de simples catachrèses, et dont il est toujours tentant de constituer des recueils, des répertoires, ou des dictionnaires. Si la création n'est pas ici totalement exclue, elle ne concerne cependant que l'agencement des mots (mise en «chapelets» notamment) et leurs variations phoniques, exception faite de certaines éblouissantes créations, comme celles du Capitaine Haddock dans *Tintin* par exemple, ou d'auteurs qui s'en font une spécialité, mais dont il ne faut pas oublier de prendre en considération la dimension de l'effet littéraire, et qu'on ne peut ainsi mettre sur le même plan.

L'hyper-spécificité ?

On l'aura deviné, l'injure, qu'à l'époque nous appelions raciste sans restriction ni guillemets, se situe dans l'injure spécifique. Elle apparaît même comme *hyper-spécifique*, la plus spécifique qu'il est possible, en ce sens qu'elle argumente, qu'elle prouve, qu'elle justifie au maximum ce qu'elle avance.

Un exemple - dont la banalité et même la trivialité à la limite du grotesque heurteront sans doute par rapport à la gravité du sujet - permet cependant, et peut-être précisément pour cette raison, en dehors de tout drame, de rendre compte des mécanismes.

Cet exemple, c'est celui de la situation classique à laquelle s'expose tout automobiliste circulant dans Paris, et probablement aussi dans toute grande ville : être traité de «paysan». Injure qui, semble-t-il, commence à tomber un peu en désuétude, du fait sans doute que le citadin fréquente lui-même de plus en plus la campagne, et que, d'autre part, la valorisation de la ville va en s'amenuisant. Mais peu importe, il s'agit de comprendre un mécanisme et non de faire une étude sociologique.

Dans le cas qui nous intéresse, les deux automobiles ont une immatriculation différente : l'une est de Paris, l'autre correspond à tel ou tel des 95 autres départements français ; et c'est le conducteur «parisien» qui, gêné par l'autre automobiliste ou ayant eu à subir de la part de ce dernier l'une des multiples tracasseries de la circulation, ne peut s'empêcher de lui crier ses quatre vérités, de façon plus ou moins explicite et plus ou moins agressive : «Ah, ça ne m'étonne pas d'un paysan !», «Va donc eh ! paysan !», «espèce de paysan !», ou encore «sale paysan!». L'injure peut être dite spécifique parce qu'elle est élaborée en fonction des caractéristiques que l'auteur de l'injure trouve chez celui qu'il veut injurier. Ici, dans cet exemple, l'une des caractéristiques se rapporte à la situation du moment et au comportement qu'elle implique, c'est-à-dire à la manière de conduire dans une grande ville. L'appréciation est sans doute plus subjective qu'objective, et la conduite du «non-parisien» apparaît au citadin confirmé comme ne pouvant être que celle de la campagne, et donc celle des «paysans». Limitée à cette caractéristique, la spécificité n'est évidemment rien moins que certaine, si ce n'est dans l'esprit de l'auteur de l'injure.

En revanche, si avant de traiter le gêneur de «paysan», l'automobiliste parisien a vu la plaque d'immatriculation, la spécificité ne fait plus aucun doute. Elle est assurée par le recours à une caractéristique, cette fois objective et même incontestable. Que ce «paysan» ait emprunté ladite voiture et sa maudite plaque n'y change rien. A quoi lui servirait-il de se justifier : «ce n'est pas la mienne, je ne suis pas un paysan...» ? De toute façon : «pour conduire de cette façon il ne peut que l'être...ou leur ressembler» ; une chose est certaine : il *n'est pas* un conducteur «parisien» ! La spécificité est visible et constatable par tous.

Pour résumer : la spécificité d'ordre métaphorique, celle qui se fonde sur un lien de ressemblance (ici, la manière de conduire à la campagne), demeure aléatoire, tandis que la spécificité d'ordre métonymique, celle qui s'appuie sur un lien d'appartenance (ici, l'immatriculation), non seulement est irréfutable mais induit inévitablement le lien de ressemblance. L'objet de l'injure - la cible - est de ce fait complètement ligoté par ces deux sortes de liens - ressemblance et appartenance - qui s'entremêlent et se renforcent l'un l'autre : «il l'est (paysan) et donc il leur ressemble»; «il leur ressemble puisqu'il en est un».

En repérant cette sorte d'hyper-spécificité nous l'avions alors désignée comme : de «type raciste», nous en tenant, pour la nommer ainsi, au simple fait qu'elle se fondait prioritairement sur le lien métonymique, celui de l'appartenance, entendant «prioritairement» du point de vue de l'irréfutabilité, mais non pas forcément de celui de la temporalité, car comment savoir lequel surgit en premier chez celui qui élabore l'injure ? Comment savoir si c'est la manière de conduire qui a poussé notre conducteur parisien à rechercher une caractéristique appartenant de façon indéniable à cet autre conducteur, ou bien si c'est le numéro d'immatriculation qui a déclenché l'inévitable ressemblance ?

Que le qualificatif de «paysan» et cette situation caricaturale des *Embarras de Paris* façon XXème siècle, soient bien loin de ce que chacun entend généralement par injure «raciste» et de l'évidence que nous dénoncions, nous en conviendrons. Du point de vue du mécanisme cependant, et de la manière dont l'injure est élaborée ou construite par son auteur, nous sommes bien sur le même plan. Remplaçons la désignation de «paysan» par celle du *numéro* figurant sur la plaque, ou encore tout simplement par celle de l'*appartenance* à la région ou à la ville indiquées par le numéro : «ça ne m'étonne pas d'un Breton, d'un Corse...d'un Lyonnais ou d'un Marseillais, etc. etc.», ne sommes-nous pas alors dans le cas de l'injure «envers une personne...à raison de son appartenance» ici à «une ethnie» ? Que l'immatriculation ne soit plus française et ce sera l'appartenance «à une nation» : «ça ne m'étonne pas d'un Belge, d'un Suisse, d'un Anglais...etc...». A moins que ce ne soit, de façon plus vague, une appartenance qu'on ne peut, ou ne veut, nommer : «Alors, c'est comme ça qu'on conduit *chez toi* ?» (mais est-ce vraiment l'appartenance ou plutôt la *non-appartenance* ? De même avec par exemple : «ça ne m'étonne pas d'un étranger» ?).

Certes les injures entre automobilistes ne satisfont pas aux critères de publicité (lieu public), pas plus qu'aux conditions de diffusion, définis par la Loi sur la liberté de la presse ; d'ordre privé, elles ne mettent pas en cause les entités collectives en question. Mais, encore une fois, la manière de procéder est la même.

N'est-ce pas cependant aller un peu vite en besogne que de parler d'injure «raciste» lorsque la spécificité dont elle se prévaut ne tient qu'à une caractéristique aussi externe et aussi peu «raciale» qu'une plaque d'immatriculation ? Sans doute. Mais, là encore, il suffit de la remplacer par une autre qui soit davantage liée à la personne du conducteur. Qu'on pense aux multiples sarcasmes et injures qui ont pour cible, encore de nos jours, la «femme au volant» ; et, même si c'est dans une moindre mesure et avec moins de véhémence, le «pépé», la «mémé»... ou le «jeune con !». Caractéristiques de l'aspect physique, celles du genre ou celles de l'âge, on est bien là au plus proche de l'élément «racial», comme d'un indice «collant à la peau» de la personne. Parlera-t-on pour autant d'injure «raciste»? En revanche si le conducteur a le physique d'un Noir, d'un Asiatique ou d'un Arabe, l'injure qui prendra appui sur cette caractéristique (ou même qui se contentera d'une réflexion aussi vague que : «c'est comme ça qu'on conduit chez toi ?») sera, sans aucune hésitation, qualifiée comme telle. Laissons pour l'instant cette question en suspens, elle nous renvoie une fois de plus à l'évidence. Nous voulions simplement répondre à l'objection qui pourrait nous être faite d'appeler «racistes» des injures dont la spécificité se fonde sur un indice aussi peu «racial» qu'une plaque d'immatriculation.

Reste que, en définissant l'injure «raciste» par son *hyper-spécificité*, c'est-à-dire par l'irréfutabilité due au lien d'appartenance, ne sommes-nous pas en présence d'un *leurre*, de quelque chose de trop irréfutable, trop facile précisément, pour ne pas être suspect ? Car si l'on y regarde de plus près, la conduite de cet automobiliste gêneur étiquetée comme étant celle d'une région, d'une ville ou d'un pays (mais, on l'a vu, qui peut être aussi bien celle d'un genre - féminin le plus souvent -, d'une classe d'âge ou d'une couleur de peau), qu'a-t-elle de spécifique à ce dernier, en quoi lui est-elle particulière au point de n'appartenir qu'à lui ? N'est-elle pas, au contraire ce qui le fait ressembler à tous ceux avec lesquels il partage une certaine «identité» régionale, nationale, «étrangère», ou tout simplement un même aspect physique ? En d'autres termes, ne convient-il pas de se demander si, derrière cette apparente singularité, il ne se cache pas une autre dimension qui, elle, serait collective, et en cela se rapprocherait sans doute davantage de la notion de «race»?

Le négatif ?

Un autre point important est celui du *négatif* (ou de la valeur péjorative). En effet, si d'une façon générale et un peu schématique, on peut dire que l'auteur d'une injure spécifique recherche les «défauts» de sa cible afin de donner de celle-ci une image négative plausible [4], dans les injures de type «raciste» c'est l'appartenance elle-même qui apparaît comme un défaut et qui produit l'image négative.

Or, il est évident que dans bien des cas, en dehors de la situation d'injure, cette appartenance est censée n'avoir aucune valeur péjorative particulière, ni plus ni moins qu'une autre. Ainsi, notre automobiliste citadin dans d'autres circonstances ne tarit sans doute pas d'éloges sur la campagne et ses paysans ! La même chose vis-à-vis du Breton, du Corse, du Suisse ou de l'Anglais.

Mais il est non moins évident que, dans bien d'autres cas, même en dehors de la situation d'injure, telle ou telle appartenance est précisément considérée comme un défaut et qu'elle entraîne inéluctablement une image négative.

La différence ne tiendrait-elle pas alors à ce que dans un cas l'injure dite «raciste» est produite par la situation même d'injure, tandis que dans l'autre cas, le *caractère*

---

4. Aux yeux des éventuels témoins comme à ceux de l'injurié lui-même. Cf. pour plus de détails : *L'effet injure*, *op. cit.* notamment p.76-79 et p.85-88.

«raciste» serait indépendant d'une telle situation, il lui *préexisterait* en quelque sorte et l'injure n'en serait qu'une des manifestations parmi d'autres (une de celles en tout cas qui soient suffisamment explicites pour que la législation s'y intéresse) ?

La frontière cependant n'est pas nette et l'on peut se demander si, avec ce problème du négatif, n'est pas à nouveau soulevée la question du «jeu» (que provoque quelque chose qui n'est pas bien fixé), du flottement, inhérent selon nous au terme «racisme», entre la référence à un comportement et la connotation idéologique.

***

Ces deux constats étant faits, du premier - celui de l'évidence - nous ne pouvions rien faire d'autre que «constater» ; le second - celui qui nous incombait - nous donnait en revanche l'occasion d'approfondir notre première étude. Par son hyper-spécificité apparente, l'injure dite «raciste» nous conduisait en fait à *remettre en question la spécificité* elle-même, telle qu'elle apparaissait dans notre typologie.

Mais au-delà, ou plutôt comme en filigrane, la mise en doute était installée, et la suspicion nettement déclarée : l'injure dite «raciste» constituait-elle vraiment une espèce particulière de l'injure ?

2

«ESPECE DE...!»
Quand la spécificité devient injure

Remettre en question la spécificité.

Une locution française, banale elle aussi, très fréquemment employée et remarquable, en quelque sorte *a contrario*, par sa neutralité et son apparent manque de consistance, nous a permis d'ouvrir une brèche.

Il s'agit de l'expression «*espèce de*», locution utilisée aussi bien, et de façon extrêmement courante, dans un discours à la troisième personne, que de façon évidemment un peu particulière, dans un discours beaucoup plus direct, c'est-à-dire en interpellation. Dans ce dernier cas, nous disent les dictionnaires, elle sert à «renforcer» une injure.

Pourtant, «espèce de...!», imaginez un instant qu'on vous interpelle de cette façon : vous n'avez pas besoin d'attendre le complément pour savoir qu'il ne s'agit pas de louanges. Il vous est en effet clairement signifié que le qualificatif qui suit, quel qu'il soit et que vous le vouliez ou non, sera à prendre comme une injure.

L'interpellation «espèce de...!» entraîne en effet obligatoirement une connotation péjorative pour son complément [5]. Un terme considéré comme ayant une valeur positive prend automatiquement, quand il suit cette locution, une valeur négative : «espèce de médecin ! d'avocat !

5. Cf. notamment J.C. Milner : *De la syntaxe à l'interprétation*, Paris, Le Seuil, 1978, à propos des particularités syntaxiques de ce qu'il appelle les «noms de qualité».

d'intellectuel !», etc... (exemples de catégories sociales généralement valorisées), ne peuvent s'entendre qu'en un sens péjoratif. Impossible, de même, de faire suivre cette locution de termes à caractère laudatif : «espèce de beauté !», «espèce de splendeur !»), sans que ceux-ci ne soient «contaminés» par la péjoration et ne deviennent ainsi une qualification moqueuse et à tout le moins ironique.

Dans ces conditions, la question s'impose d'elle-même : qu'est-ce qui dans «espèce...!» peut être injurieux, avec, il faut bien l'avouer, l'arrière-pensée que le terme n'a précisément rien de neutre, ou en tout cas que sa proximité avec celui de «race» a de quoi intriguer ?

A. Infléchissement d'un sens

De l'aspect à la catégorie

La *racine latine* de «espèce», *species*, met en évidence un certain nombre de sens de ce mot. Ainsi, *species*, c'est la vue, le regard. C'est, par là même, ce qui se voit, ce qui caractérise et permet de reconnaître un objet par exemple, c'est-à-dire l'*aspect extérieur* ou l'*apparence*. En droit, *species* c'est le cas particulier. De façon plus rare, *species* signifie encore objet, marchandise, denrée, épices, drogues et ingrédients. A ces sens relevant de l'observation du concret s'ajoutent ceux de la pensée abstraite, de la philosophie. *Species* désigne alors «ce par quoi se manifeste (se révèle) extérieurement une notion, un principe ; aspect, considération, point de vue», ou encore : «la représentation qu'on se fait d'une chose», à moins que ce ne soit : le type, ou tout simplement : l'espèce (d'un genre) [6].

Si maintenant l'on compare ces diverses définitions avec celles données *de nos jours*, on retrouve pour ainsi dire les mêmes sens avec, en plus, certaines utilisations particu-

6. Cf. F. Gaffiot : *Dictionnaire Latin-Français*, Paris, Hachette.

lières, ainsi celle notamment, qui ne date pas d'hier, en théologie catholique, des «Espèces» définies comme «le corps et le sang de Jésus-Christ sous les apparences du pain et du vin après la transsubstantiation» [7]. On remarquera qu'ici l'apparence ne tient pas à l'observation directe mais ne se soutient que grâce aux procédés métaphoro-métonymiques de la symbolisation. Dans un tout autre domaine, les «espèces», en tant que monnaie métallique (elle-même sans doute substitut des marchandises et utilisée vers la fin du XVème siècle) [8], désignent actuellement l'argent liquide par rapport à tout autre mode de paiement.

Mais ce qui est plus frappant c'est de voir que les notions d'aspect et d'apparence se sont en quelque sorte effacées devant celles du *semblable* et de la *catégorie*, mettant ainsi l'accent sur l'idée du même : ce qui a même aspect se ressemble et appartient de ce fait à une même catégorie.

L'influence d'un mode de conceptualisation

Que cet infléchissement du sens relève de l'influence des théories concernant l'Histoire naturelle sur le mouvement des idées à partir du XVIIIème siècle (et tout particulièrement celle de Linné dont on sait à quel point la taxinomie a été déterminante), cela semble incontestable et ces lignes de Michel Foucault dans *L'archéologie du savoir* suffisent à nous en convaincre : «...l'Histoire naturelle à l'époque classique [...] ne se sert pas des mêmes concepts qu'au XVIème siècle ; certains qui sont anciens (genre, espèce, signes) changent d'utilisation [...] L'Histoire naturelle, au XVIIème et au XVIIIème siècle, ce n'est pas simplement une forme de connaissance qui a donné une nouvelle conception aux concepts de «genre» ou de «caractère», et qui a introduit des concepts nouveaux comme celui de «classification naturelle» ou de «mammifère»; c'est,

---

7. *Le Petit Robert.*
8. *Ibidem.*

avant tout, un ensemble de règles pour mettre en série des énoncés, un ensemble de schémas obligatoires de dépendances, d'ordre et de successions où se distribuent les éléments récurrents qui peuvent valoir comme concepts»[9].

En zoologie, en botanique, en biologie, en chimie, en médecine, en minéralogie, etc., on classe dans une même «espèce» ce qui est identique, et dans une autre ce qui ne l'est pas ; on subdivise, on hiérarchise, on différencie. Du coup, le sens premier, moderne et courant, qui est donné du mot «espèce» n'échappe pas à cette tendance classificatoire : «nature propre à plusieurs personnes ou choses, qui permet de les considérer comme appartenant à une catégorie distincte» et renvoie ainsi à genre, qualité, ou sorte[10].

On pourrait nous objecter que la division en genres et en espèces ne date pas d'aujourd'hui, mais des Grecs. *Le Sophiste* de Platon, par exemple, en est la parfaite démonstration. Mais si les méthodes se ressemblent, la perspective n'est pas la même. Dans *Le Sophiste*, il s'agit d'une méthode de raisonnement, divisions et subdivisions visant davantage à définir qu'à classer, afin de pouvoir se livrer à la «dialectique» et rétablir ainsi la «communauté des genres». Avec le mode de conceptualisation taxinomique, la classification est figée, les divisions et subdivisions établissent des cloisonnements stricts et fixes.

Entre semblable et particulier

Il n'en demeure pas moins qu'en opposition, ou peut-être plutôt en complémentarité, persiste le sens d'«espèce» comme *cas particulier*, ce qui précisément est inclassable, ce qui n'a pas son semblable. Il en est ainsi de la notion juridique du «cas d'espèce» : «qui n'entre pas dans la loi générale et doit être étudié spécialement», ou encore de locutions courantes (même si leur emploi n'est pas fréquent)

---

9. M. Foucault : *L'archéologie du savoir*, Paris, Gallimard, 1969, p.76-77. Crochets de E.L.

10. *Le Petit Robert.*

comme «dans l'espèce», «en l'espèce», qui signifient : dans le cas présent, en la circonstance [11].

Cette opposition, ou complémentarité, entre le semblable et l'unique, se retrouve de façon encore plus nette avec l'adjectif *spécifique*. Celui-ci est en effet défini d'une part (et pour ainsi dire prioritairement) comme : «propre à une espèce (et commun à tous les individus de cette espèce)», et d'autre part comme : «qui a son caractère et ses lois propres, ne peut se rattacher à autre chose ou en dépendre» [12]. Curieusement, dans le langage courant, c'est le sens de «particulier à», d'unique, qui est le plus fréquent dans l'emploi de «spécifique». Faut-il y voir la persistance du sens attaché à l'adjectif latin *specificatus* qui, lui, ne signifiait que «séparé», distinct» ou bien une certaine résistance à l'influence classificatoire ?

En revanche, le terme *spécimen* (qui est aussi dérivé de *species* et a même conservé sa forme latine) est, quant à lui, tout à fait univoque. C'est l'exemple, la preuve, l'échantillon, ou, dans sa définition moderne : «individu qui donne une idée de l'espèce à laquelle il appartient, unité ou partie d'un ensemble qui donne une idée du tout» [13]. Ici le particulier n'est pas ce qui se distingue du semblable, c'est ce qui le représente.

L' étrange locution

Reste que tous ces sens, et l'ambiguïté qu'ils révèlent, n'expliquent pas pour autant l'emploi d'*espèce de...*! en exclamation ou en interpellation, ni la raison pour laquelle des synonymes très proches comme «sorte» ou «genre» n'ont pas subi le même sort. Ces derniers, en effet, dans le discours à la troisième personne, ont pratiquement le même sens qu'«espèce». Ils en partagent, d'un point de vue

11. *Ibidem.*
12. *Ibidem.*
13. *Ibidem.*

syntaxique, certaines règles d'exception [14]. Ils en ont aussi le caractère équivoque que seul le contexte peut aider à lever : «une espèce (une sorte, un genre) de poisson, de vin», «une espèce (une sorte, un genre) d'homme» etc... peuvent certes désigner une catégorie, une variété, mais tout aussi bien être une manière de décrire ou de définir, par l'apparence, ce qu'on ne sait classer avec certitude, ce qui ressemble sans tout à fait ressembler.

Nous avons choisi de reproduire ici un «métalogue» assez extraordinaire pour notre propos, de Gregory Bateson sur l'expression «*sort of*» en américain, traduite par «*sorte de*», mais dont on peut se demander si précisément «*espèce de*» ne lui correspondrait pas davantage. Ce «métalogue» s'intitule «Pourquoi un cygne?» [15] et il nous a semblé impossible de ne pas le citer intégralement sans risquer non seulement de le déformer, mais surtout d'en réduire considérablement la portée tant poétique que philosophique. Le voici donc :

LA FILLE : Pourquoi un cygne ?

LE PERE : Oui - et pourquoi une poupée, dans *Petrouchka* ?

LA FILLE : Ah non, ça c'est différent. Après tout, une poupée c'est une sorte de personne, et surtout cette poupée-là, elle est très humaine.

LE PERE : Plus humaine que les gens ?

LA FILLE : Oui.

---

14. L'accord du verbe, par exemple, se fait avec le nom complément qui suit *toute sorte de, toute espèce de. Le Bon Usage*, Paris, Duculot, 1975 (10ème éd. p.827, §.806, rem. 6). De même, «l'adjectif se rapportant à une des expressions *espèce de, façon de, manière de, sorte de,* au moyen desquelles on marque que l'être ou l'objet désigné par le nom qui suit n'est nommé que par à peu près ou prend une valeur péjorative, s'accorde avec ce nom qui suit, parce que [ces expressions] n'ont qu'une valeur adjective» (*Ibidem*, p.344, pg.376, NB. 1).

15. G. Bateson « Pourquoi un cygne ? », publié en 1954 dans *Impulse* et repris dans *Vers une écologie de l'esprit* (traduction de *Steps to an Ecology of Mind,* Chandler Publishing Company, New York), Tome 1, réédition 1990, cool. La couleur des idées, Paris, Seuil, 1977, p.51-55. Nous remercions les éditions du Seuil de nous avoir donné l'autorisation de reproduire ce texte.

LE PERE : Et, cependant, tu dis une *sorte de* personne ? Après tout, le cygne aussi est une *sorte de* personne.

LA FILLE : Oui.

LA FILLE : Et la danseuse ? Est-elle une personne humaine ? En réalité, elle l'est, mais sur scène, elle ne semble pas humaine, ou plutôt elle semble impersonnelle - peut-être surhumaine, je ne sais pas vraiment.

LE PERE : Tu veux dire que, quoique dans le ballet le cygne soit seulement une *sorte de* cygne et n'ait pas de pattes palmées, la danseuse, pour sa part, n'est qu'une *sorte de* personne.

LA FILLE : Peut-être bien.

LE PERE : Non, ce n'est pas ça ; en fait, j'embrouille tout en parlant du «cygne» et de la danseuse comme de deux êtres différents. Je préférerais dire que ce que je vois sur scène - la représentation d'un cygne - est à la fois une *sorte de* personne et une *sorte de* cygne.

LA FILLE : Mais tu utiliserais alors l'expression *sorte de* dans deux sens différents.

LE PERE : C'est vrai. De toute manière, lorsque je dis que la représentation du cygne est une *sorte de* personne, je ne veux pas dire qu'il (ou elle) fait partie de cette espèce - *ou sorte* - qu'on dit humaine.

LA FILLE : Non, bien sûr.

LE PERE : Je veux dire plutôt qu'il (ou elle) appartient à une subdivision d'un groupe plus vaste, qui comprendrait la poupée de Petrouchka, les cygnes de ballets et les gens.

LA FILLE : En effet, ça n'a rien à voir avec les genres et les espèces. Est-ce que ton groupe plus vaste comprend aussi les oies ?

LE PERE : Il est évident que je ne sais nullement ce que l'expression *sorte de* veut dire. Ce que je sais, en tout cas, c'est que la fantaisie, le ballet et l'art en général tirent leur sens et leur importance de ce rapport dont je parlais en disant que la représentation du cygne est une *sorte de* cygne ou un «prétendu» cygne.

LA FILLE : Alors, nous ne pourrons jamais savoir pourquoi la danseuse est un cygne, une poupée ou autre chose, jusqu'à ce qu'on sache ce que l'expression *sorte de* veut réellement dire. Et on ne pourra pas non plus savoir ce que c'est que l'art ou la poésie !

LE PERE : En effet.

LE PERE : Tu sais, nous ne devrions pas éviter les jeux de mots. En français, l'expression *espèce de* [16] (*sorte de*) contient pas mal de mordant. Si un homme traite un autre de «chameau» [17], ça peut être amical, mais s'il lui dit *espèce de chameau* - *sorte de* chameau - alors là, c'est une vraie insulte. Et, ce qui est encore plus vexant, c'est de dire à quelqu'un : *espèce d'espèce* [18]- *sorte de sorte*.

LA FILLE : *Sorte de sorte* de quoi ?

LE PERE : De rien, comme ça, tout court. D'autre part, si tu traites un homme de vrai chameau, cela comporte quelque admiration, même si tu ne l'exprimes qu'à contrecoeur.

LA FILLE : Mais, lorsqu'un Français traite quelqu'un d'espèce (sorte) de chameau, est-ce qu'il emploie cette expression dans le même sens que moi, lorsque je dis que le cygne est une *sorte de* personne ?

LE PERE : C'est comme dans un passage de *Macbeth*. Macbeth s'adresse aux meurtriers qu'il charge de tuer Banquo : ils prétendent être des hommes, et Macbeth leur dit qu'ils ne sont que des sortes d'hommes :

> Aïe ! oui, sur le registre vous passez pour des hommes
> Comme limiers, lévriers, métis, épagneuls, mâtins,
> Barbets, caniches et chiens-loups
> Ont tous le nom de chiens.
>
> (*Macbeth*, acte III, scène I)

LA FILLE : Non, ça c'est comme ce que tu disais à l'instant, quoi déjà ? «Une subdivision d'un groupe plus vaste.» Je ne crois pas du tout que ce soit ça.

LE PERE : Disons que ce n'est pas seulement ça. Macbeth parle de chiens dans sa comparaison, et «chiens» c'est aussi bien les nobles chiens de chasse que ceux qui fouillent dans les poubelles. Ça n'aurait pas été pareil s'il avait parlé de différentes sortes de chats domestiques - ou de sous-espèces de roses sauvages.

LA FILLE : D'accord. Mais avec ça, tu n'as pas répondu à ma question. Lorsqu'un Français traite quelqu'un d'«espèce de

---

16. En français dans le texte. (*N.d.T.*).

17. En français dans le texte ; le père traduit par *a sort of*. (*N.d.T.*).

18. En français dans le texte ; le père traduit par *a sort of a sort*. (*N.d.T.*).

chameau» et lorsque moi je dis que le cygne est une *sorte de* personne, est-ce que l'expression est employée dans le même sens ?

LE PERE : Bon, essayons d'analyser. Prenons une phrase et examinons-la. Si je dis : «la poupée Petrouchka est une *sorte de* personne», alors je pose un rapport.

LA FILLE : Entre quoi et quoi ?

LE PERE : Entre des idées, je suppose.

LA FILLE : Pas entre une poupée et une personne ?

LE PERE : Non. Seulement entre certaines idées que j'ai de la poupée et certaines idées que j'ai des personnes.

LA FILLE : Bon, et de quelle sorte de rapport s'agit-il ?

LE PERE : Je ne sais pas exactement, d'un rapport métaphorique peut-être...

LE PERE : Et puis, il y a cet autre type de rapport qui, de toute évidence, ne s'exprime pas par *sorte de*. Que d'hommes sont allés au bûcher pour avoir dit que le pain et le vin *n'étaient pas* une *sorte de* corps et une *sorte de* sang !?

LA FILLE : Mais, est-ce pareil ? Je veux dire, le ballet des cygnes est-il un *sacrement* ?

LE PERE : Oui. Pour certaines personnes, en tout cas. Dans le langage des protestants, nous dirions que le costume du cygne et les mouvements de la danseuse sont «les signes extérieurs et visibles de la grâce intérieure et spirituelle» de la femme. Les catholiques, eux, diraient que ce ballet est une simple métaphore et non pas un sacrement.

LA FILLE : Mais tu disais que, pour certains, c'est un sacrement; pensais-tu aux protestants ?

LE PERE : Non. Je disais que pour certains le pain et le vin ne sont qu'une métaphore, tandis que pour d'autres - les catholiques - il y a là un sacrement. Alors, par analogie, si pour certains le ballet est une métaphore, pour d'autres il est beaucoup plus, à savoir un sacrement.

LA FILLE : Au sens catholique ?

LE PERE : Oui.

LE PERE : Si nous savions exactement ce qu'on entend par : le pain et le vin *ne sont pas* une *sorte de* corps et une *sorte de* sang, nous en saurions davantage sur le cygne, qui est une *sorte de* personne, ou sur le ballet qui est une *sorte de* sacrement.

LA FILLE : Et comment poser la différence ?

LE PERE : Quelle différence ?

LA FILLE : La différence entre un sacrement et une métaphore!

LE PERE : Pas si vite. Après tout, nous parlons maintenant de l'exécutant, de l'artiste, du poète ou d'un certain spectateur. Et tu me demandes comment poser la différence entre un sacrement et une métaphore. Ma réponse devrait se rapporter à la personne, et non pas au message. Or, toi, tu me demandes comment décider si une certaine danse, un jour, revêtira ou pas, pour un danseur particulier, une signification sacramentale.

LA FILLE : D'accord, continue !

LE PERE : Eh bien..., à mon avis, il s'agit là d'une sorte de secret.

LA FILLE : Et tu ne peux pas me le confier !?

LE PERE : Mais non ! Ce n'est pas *cette* sorte de secret. Ce n'est pas une chose qu'on ne doit pas dire, mais qu'*on ne peut pas* dire.

LA FILLE : Et pourquoi pas ?

LE PERE : Suppose que je demande à la danseuse : «Mademoiselle X..., dites-moi, la danse que vous interprétez, est-elle pour vous un sacrement ou une simple métaphore ?» Et suppose également que j'arrive à lui faire comprendre ma question ; eh bien, là, elle pourrait m'envoyer paître en me répondant : «C'est vous qui l'avez vu, c'est à vous de décider si elle est sacramentale ou non, pour vous-même.» Elle pourra aussi répondre : «Parfois ça l'est et parfois ça ne l'est pas», ou encore : «Comment étais-je hier soir ?» Mais, dans tous les cas, ce n'est pas elle qui peut avoir une emprise directe sur le problème.

LA FILLE : Tu veux dire que quiconque connaîtrait ce secret pourrait devenir un grand danseur ou un grand poète ?!

LE PERE : Non, non, non. Tu n'y es pas du tout. J'ai simplement dit que l'art, la religion et toutes ces choses-là ont un rapport à ce secret ; mais connaître ce secret de la façon consciente habituelle n'offre aucune emprise sur la matière.

LA FILLE : Papa, mais qu'est-ce qui se passe ? Nous essayons de trouver ce que signifie l'expression *sorte de*, lorsqu'on dit que le cygne est une *sorte de* personne. Moi j'ai affirmé qu'il y a deux sens de celle-ci : le premier, lorsqu'on dit que «la représentation du cygne est une *sorte de* cygne», le second, quand on dit : «la représentation du cygne est une *sorte de* personne». Et regarde où l'on en est arrivé ! Aux secrets, aux mystères et à l'emprise.

LE PERE : Recommençons. La représentation du cygne n'est pas un vrai cygne, mais un prétendu cygne. C'est aussi une prétendue non-personne. Mais c'est aussi une jeune femme réelle, habillée en tutu blanc. Et l'on peut dire que, par certains côtés, les cygnes réels ressemblent à une jeune femme.

LA FILLE : Et où est le sacrement dans tout ça ?

LE PERE : Ah, mon Dieu, nous voici repartis ! Tout ce que je peux dire pour l'instant c'est qu'aucune de ces propositions n'est un sacrement ; ce n'est que leur combinaison qui en constitue un. Le «prétendu», le «non-prétendu» et le «réel» se fondent en une seule signification.

LA FILLE : Mais on ne devrait pas les laisser se mélanger !

LE PERE : Oui, c'est ce qu'essayent de faire les logiciens et les savants. Mais, avec ça, ils ne créent ni ballets, ni sacrements.

B. Une définition grammaticale incertaine

La «faute d'accord» ?

Revenons aux particularités d'*«espèce de»*. Malgré donc des similitudes d'emploi avec certains synonymes, il n'en reste pas moins, encore une fois, qu'elle est la seule parmi ces locutions à pouvoir être utilisée en interpellation. Mais elle est aussi la seule qui fasse l'objet de cette pratique qui consiste à accorder l'article ou l'adjectif démonstratif avec le complément déterminatif, et non avec «espèce» : «un (cet) espèce de poisson», «un (cet) espèce d'homme», etc...

Cette pratique n'est, semble-t-il, pas récente [19]. On la

19. Le *Trésor de la langue française* - Dictionnaire de la langue du XIXème et du XXème siècle (1789-1960)- le repère déjà en 1725, alors que l'expression «espèce de», «sorte de», daterait de 1587. Tome 8, Paris, C.N.R.S., p.136.

trouve principalement dans le langage courant parlé plus qu'écrit, et plus exceptionnellement dans la littérature. Elle est cependant de plus en plus fréquente et provoque querelle et polémique chez les grammairiens, les uns n'y voyant que faute d'accord et solécisme, tandis que d'autres sont prêts à admettre la valeur adjective d'«espèce de», et ont donc plutôt tendance à justifier cet accord.

Il n'est pas question pour nous évidemment d'entrer dans le débat, mais il est bien difficile cependant de rester insensible à certains arguments. Ainsi, dans un article intitulé : «Un(e) espèce d'idiot, cas d'espèce» [20] - titre particulièrement attirant pour notre propos - R. Le Bidois estime que la *valeur adjective* d'«espèce de» *ne peut être acceptée*. «Nyrop [21] a tort, dit-il, d'assimiler ce tour aux locutions du type «*un coquin de valet*», «*une diable de femme*». Dans ce dernier type, les mots *coquin* et *diable* sont pris en fonction d'adjectifs et «qualifient» respectivement *valet* et *femme*. Au contraire, dans le tour «*un espèce de vaurien*», «*cet espèce d'idiot*», c'est le second terme qui exprime la qualité. [Et de conclure :] Les mots *espèce de* ne servent ici - mais le service est capital - qu'à renforcer la qualification» [22].

Mais, pourquoi ne pourrait-on pas entendre aussi bien : un vaurien (ou un idiot) qui est une «espèce» ? Tout comme : une femme qui est un «diable» ? Ou encore, pourquoi une expression comme «une diable de femme» ne serait-elle pas plus proche de la réflexion à caractère affectif, que d'une véritable qualification, un peu comme on dirait, s'il ne s'agissait pas du discours continu : «diable !

---

20. *Le Monde*, 2 décembre 1964. Article dont l'importance est reconnue par P. Dupré : *Encyclopédie du Bon Français dans l'usage contemporain* (Ed. de Trévise, 1972, p.881) qui le cite largement. R. Le Bidois répondait en fait à la question que posait quelques jours auparavant un article d'Aristide : «Quel est le genre d'ESPECE ?» (*Le Figaro Littéraire*, 26 nov. - 2 déc. 1964).

21. «Grand romaniste», dont il vient de faire la citation suivante : «Une assimilation anticipante de genre a lieu dans certains cas (...). Dans la langue vulgaire (*sic*), à côté de *une espèce de galanterie*, on entend : *un espèce de chapeau, un espèce de tableau*».

22. R. Le Bidois : *Ibidem*.

quelle femme !», ou «cette femme, diable !» ? [23]. Et de même pour «espèce de», pourquoi n'aurait-elle pas cette fonction affective, même si, il faut bien le reconnaître, cela n'est pas facile à transcrire : «espèce de ! (ou «quelle espèce !»), ce vaurien», par exemple [24]?

«Faute d'accord», tel a été le verdict donné par l'Académie en 1965. Il n'empêche que si faute il y a, celle-ci n'est peut-être pas une «erreur» pour autant, mais bel et bien une manière de signifier un autre sens dont la valeur affective déborde précisément le cadre de la syntaxe comme celui de la sémantique. R. Le Bidois, en tout cas, termine ainsi (paradoxalement) son article : «...je tiens à bien préciser que je n'approuve pas les tours du type «un espèce d'idiot». Mais ils sont à la fois si fréquents et si naturels qu'on ne peut les condamner sans discrimination ni sans appel. L'expression figée *espèce de* est proprement... un cas d'espèce, qui ne relève point de la logique et qui prouve, s'il en était besoin, que la langue, comme le coeur, a ses raisons que la raison ne connaît point» [25].

Une particularité grammaticale des noms dits «épicènes» n'est peut-être pas étrangère non plus à ce «mauvais» accord et à sa signification affective. Le nom «épicène» est : «un nom (masculin ou féminin) qui désigne aussi bien le

---

23. Maurice Grévisse insiste précisément sur la valeur affective du premier terme de ces expressions : «le plus souvent c'est un mot péjoratif [...], parfois c'est un juron [...], parfois c'est un mot laudatif [...]» (*op.cit.*, p.276, pg.303, rem. 2, n. 2.). Cependant, il y voit surtout, semble-t-il, «la valeur d'une épithète [certes, «toujours affective», mais], susceptible de la fonction attribut et caractérisant, par antéposition pour la mise en vedette, le second élément, substrat de l'expression». «*Ce fripon de valet, ma chienne de vie*» signifient alors : «*ce valet est un fripon, ma vie est une chienne*» etc... (*ibidem*, p.171, pg.212, 5°, NB., 4) et cf. plus haut note 14. Crochets de E.L.

24. Dans le langage parlé, le ton permet de marquer cette expression affective, mais à l'écrit, rien ne l'indique. On serait tenté de le signifier par un artifice, un peu comme dans une pièce de théâtre écrite on mentionne le ton. On pourrait par exemple mettre : «une [diable de] femme», «un [espèce de] vaurien».

25. *Op.cit.*

mâle que la femelle d'une espèce» [26]. Or, le complément qui suit «espèce de» serait *nécessairement «épicène»* puisqu'il désigne précisément une «espèce» ; il contaminerait ainsi tout naturellement le genre de l'expression.

Le «caractère d'approximation» ?

Le plus étonnant reste l'emploi de la locution en exclamation ou en interpellation, emploi qui à notre avis renvoie précisément à la «faute», qu'il en soit l'origine ou la conséquence. Une chose est certaine : les dictionnaires reconnaissent unanimement qu'*«espèce de...!»* a une *valeur péjorative*, mais ils ne lui accordent pas, pour autant, plus d'autonomie que dans le discours à la troisième personne. Ne servant là qu'à renforcer une qualification, elle ne sert ici qu'à *renforcer une injure*.

Cette valeur péjorative, les grammairiens estiment qu'elle tient au *caractère d'approximation* contenu dans «espèce de». Soit ! Mais si l'on suit à nouveau R. Le Bidois, lorsqu'il montre comment on passe de cette valeur péjorative à l'injure, on demeure malgré tout perplexe. Ainsi : «L'approximation aboutit souvent, par une pente quasi naturelle, à la dépréciation... Cette nuance péjorative apparaît surtout quand le complément est un qualificatif ou peut être pris comme tel. Ainsi, "une espèce d'idiot" désigne un individu qui possède à un haut degré la qualité d'idiot. De là à devenir un terme injurieux, il n'y a qu'un pas. Il suffit pour le franchir, de supprimer l'article introducteur et de placer le tour sous le signe de l'exclamation : "espèce d'idiot !"» [27].

Cela n'est vraiment pas très convaincant, car d'une part, le qualificatif d'«idiot», même sans être précédé d'«espèce de», est injurieux à lui seul , d'autre part, «une espèce d'idiot» peut tout aussi bien être injurieux alors même qu'il n'est pas «sous le signe de l'exclamation».

---

26. *Le Petit Robert.*
27. *Op. cit.*

Enfin, qu'est-ce qui se passe si l'on remplace «idiot» par un qualificatif non plus péjoratif mais positif : «une espèce de génie» ? Seul le contexte permettra de donner la valeur positive ou négative. En revanche, il suffit en effet «de supprimer l'article introducteur et de placer le tour sous le signe de l'exclamation» : «espèce de génie !» pour que l'expression prenne obligatoirement une valeur, sinon véritablement injurieuse, du moins fortement moqueuse. Mais il faut ajouter qu'on obtiendrait le même résultat dans le discours continu, en faisant la «faute» d'accord : «un espèce de génie». Comment alors ne pas reconnaître que c'est bien *«espèce de... !»* qui donne sa valeur d'injure à l'expression, et non le complément déterminatif ?

«Si un homme traite un autre de «chameau», ça peut être amical, mais s'il lui dit *espèce de chameau...* alors là, c'est une vraie insulte. Et ce qui est encore plus vexant, c'est de dire à quelqu'un : *espèce d'espèce»* [28]. Comment ne pas être d'accord avec Gregory Bateson !

C. Une injure bien comprise

La question de fond, c'est évidemment cette *valeur péjorative*. D'où peut-elle provenir ?

Le *Trésor de la langue française* mentionne un *emploi péjoratif*, intéressant malgré son côté vieilli, du terme «espèce» : «appliqué par restriction à une personne, généralement en mauvaise part», il désigne ainsi un «homme mal élevé, ou de basse condition». Exemple : «Quand les hommes s'affichent ce n'est presque jamais pour un honnête homme, c'est pour une «espèce» « (Chamfort). Suit une réflexion de Sarcey qui fait état de l'émergence de cet usage péjoratif : «C'est à cette même époque [le XVIIIème s.] que paraît le terme nouveau d'*espèce*, par où l'on exprime le

28. Cf. le métalogue de G. Bateson, cité plus haut p. 34 sq.

contraire des qualités qui constituent l'honnête homme. Je n'oserais pas affirmer qu'on ne pût trouver ce mot chez les écrivains du siècle précédent. Je ne me rappelle pas l'y avoir jamais vu ; en revanche, je le rencontre sans cesse dans les livres de Chamfort, de Duclos, de Rivarol» [29]. De la même manière, «espèce» désigne aussi le contraire d'une honnête femme : «une femme entretenue ou de mauvaise réputation» [30]. Dans cet emploi, la valeur péjorative tiendrait ainsi à ce que le terme, d'une part, peut être «appliqué par restriction à une personne», et d'autre part, sert à qualifier «en mauvaise part». La personne devient une «espèce» semblable à d'autres du règne animal ou végétal, à laquelle en tout cas ne peut être accordée la qualité, humaine par excellence (dans le sens qu'elle avait à cette époque), d'«honnête» (homme comme femme).

Etre identifié

Revenons plutôt au sens premier d'«*espèce*», l'aspect, et à sa dérivation vers le semblable. Dérivation inévitable, car devant quelque chose de nouveau, on recherche toujours une *ressemblance* avec ce qui est déjà existant, pour tout dire on cherche à l'*identifier* (on y trouve la racine latine *idem* : le même). Ainsi, dire d'un être ou d'un objet que c'est «une espèce de...», c'est tout simplement dire que, par son aspect, son apparence, ses caractéristiques les plus externes, etc., il ressemble à..., il est reconnaissable, il est identifiable. Cette identification n'a évidemment rien de péjoratif en soi ; la péjoration ne peut venir ici que de ce avec quoi la ressemblance est établie.

Cependant, lorsqu'il s'agit d'une personne, cette identification elle-même ne prend-elle pas une certaine valeur péjorative ? Le simple fait de dire à quelqu'un qu'il ressemble à un autre (sans aucune animosité et peut-être

---

29. Sarcey : *Mot et chose*, 1862, p.149. Cité dans le *Trésor de la langue française*, p.135.

30. *Ibidem*.

même avec une intention valorisante) ne provoque-il pas inévitablement chez celui-ci un certain malaise ? Malaise certes (même s'il ne dure que le temps du suspense) quant au choix de la référence et de la valeur plus ou moins positive qu'on lui accorde ; mais malaise surtout, et quel que soit ce choix, qui tient au fait d'*être identifié*, ou, si la forme passive existait, d'*«être ressemblé»*.

Du semblable, de la ressemblance, «espèce», on l'a vu, dérive vers la catégorie, l'*appartenance* ; et dire d'un être ou d'un objet que c'est «une espèce de...», c'est dire que, de par son aspect et sa ressemblance, il est censé appartenir au même groupe que ce à quoi il ressemble. Identification encore mais en un sens où domine la fusion dans un ensemble, et où les caractéristiques de l'unité ne sont définies que par celles du groupe auquel elle appartient. Cette identification non plus n'a rien de péjoratif en soi, la péjoration ne peut venir que de la catégorie d'appartenance. Mais là encore, lorsqu'il s'agit de personnes, l'identification elle-même prend une certaine valeur péjorative, du seul fait, tout comme avec la ressemblance, d'*être identifié*, ou, pour employer à nouveau un affreux barbarisme, d'*«être appartenu»*.

Ainsi, les liens de ressemblance et d'appartenance, tissés par le sens du mot *espèce* lui-même, et qui servent en règle générale à identifier un être vivant ou un objet, prennent, dès qu'il s'agit de personnes, une incontestable connotation péjorative du fait de la *passivité* qu'ils impliquent pour celui qui *est identifié* par quelqu'un d'autre. La distinction grammaticale est manifeste : lorsque les liens de ressemblance et d'appartenance sont déterminés par la personne elle-même, celle-ci n'est pas identifiée, elle «s'identifie».

Identification passive donc. De ce fait, la connotation péjorative qui est déjà présente dans le discours disons «référentiel», tenu à la troisième personne : «untel est une espèce de...», s'impose avec d'autant plus de force quand le discours est «interpellatif», à la deuxième personne : «vous êtes, tu es, une espèce de...», ou tout simplement : «espèce de...!». L'identification est alors ressentie comme un acte de violence et, à ce titre, elle ne peut être que péjorative.

Identification et négation de l'individualité

Mais allons plus loin : ces liens de ressemblance et d'appartenance, lorsqu'il s'agit de personnes, ne sont-ils pas au fond ceux qui régissent les rapports de soi aux autres, les *rapports de l'individuel et du collectif* ? Or, d'une certaine façon, en suivant des voies plus inconscientes, ressembler à..., c'est ne plus être unique, c'est être confondu avec au minimum un autre ; et appartenir à..., c'est ne plus être soi-même un tout, mais seulement une partie d'un tout. Lorsque l'identification est active, lorsqu'on «s'identifie», ou encore lorsqu'on revendique telle ou telle appartenance, telle ou telle ressemblance - ce que tout un chacun fait quotidiennement -, ces liens ont indéniablement une valeur positive.

La question de l'*identité* d'une personne est sans doute plus ambiguë, car l'individuel - le particulier, le spécifique à soi-même pourrait-on dire - s'entremêle obligatoirement avec le collectif - le propre à tel groupe, à telle «espèce», le spécifique dû aux liens de ressemblance et d'appartenance -, mais ceux-ci sont le plus souvent indépendants de la volonté de chacun, et la valeur qui leur est donnée par celui qui les assume peut être plus ou moins positive.

«L'individu comme espèce», ce titre d'un chapitre de *La pensée sauvage*», en serait une formulation plus provocante, et la façon dont Claude Lévi-Strauss souligne «le caractère à la fois sociologique et relatif qui s'attache à la notion d'espèce comme à celle d'individu» correspond bien à ces deux aspects de l'identité. Ainsi explique-t-il : «Considérés sous l'angle biologique, les hommes relevant d'une même race (à supposer que ce terme ait un sens précis) [...] sont autant de spécimens d'une variété ou d'une sous-variété [...]. Pourtant, la vie sociale opère dans ce système une étrange transformation, car elle incite chaque individu biologique à développer une personnalité, notion qui n'évoque plus le spécimen au sein de la variété, mais plutôt un type de variété ou d'espèce qui n'existe probablement pas dans la nature [...] et qu'on pourrait appeler "mono-individuelle"» [31].

Que l'identification soit passive (ce qu'encore une fois elle est inéluctablement avec l'interpellation «espèce de...!»), que la volonté individuelle ne soit plus respectée, c'est alors l'aspect collectif - «biologique» - qui recouvre et absorbe, pourrait-on dire, l'aspect individuel - ou «social». *Etre identifié* prend ainsi automatiquement une valeur préjorative qui tient à ce qu'on pourrait désigner comme la *négation de l'individualité.*

Non-identification et négation de l'individuité

Reste le caractère d'approximation que soulignent les grammairiens, et qui selon eux donne cette connotation dévalorisante à la locution. Or qu'est-ce ici que l'approximation, si ce n'est que la ressemblance et l'appartenance ne sont précisément pas celles que l'on est en droit d'attendre, que le qualificatif *n'est pas* le bon, et qu'il s'agit d'une espèce précisément *non-identifiable* ? En d'autres termes, n'est-ce pas le décalage, le flottement, le «jeu» qu'opère le processus de négation lui-même ?

C'est en tout cas ce à quoi l'on est conduit si l'on suit ce que Bergson décrit comme *négation*, dans des pages particulièrement intéressantes de *L'évolution créatrice*, négation dont il montre qu'elle n'est en fait qu'une «affirmation du second degré» ou encore qu'«un jugement porté sur un jugement» [32].

---

31. C. Lévi-Strauss : *La pensée sauvage*, Paris, Plon, 1963, p.284 ; crochets de E.L. Ce chapitre est en fait consacré aux noms propres, noms d'identité précisément, qui apparemment «personnalisent» mais dont Lévi-Strauss démontre ici qu'ils «ne diffèrent pas foncièrement des noms d'espèces», qu'«ils apparaissent toujours comme des termes généralisés et à vocation généralisante» (p.266).

32. H. Bergson : *L'évolution créatrice,* Paris, P.U.F., (Quadrige), 1981, p.288.

Ainsi dit-il : «On se représente la négation comme exactement symétrique de l'affirmation [...] Mais [...] On ne voit pas que [...] la négation n'est jamais que la moitié d'un acte intellectuel dont on sous-entend ou plutôt dont on remet à un avenir indéterminé l'autre moitié» [33]. Et voici comment il décrit le processus : «...toutes les fois que j'accole un «non» à une affirmation, toutes les fois que je nie, j'accomplis deux actes bien déterminés : 1° je m'intéresse à ce qu'affirme un de mes semblables, ou à ce qu'il allait dire, ou à ce qu'aurait pu dire un autre moi que je préviens ; 2° j'annonce qu'une seconde affirmation, dont je ne spécifie pas le contenu, devra être substituée à celle que je trouve devant moi» [34].

Or ces deux actes se retrouvent bel et bien dans le caractère d'approximation d'«espèce de» :

1° la référence à une affirmation : c'est le choix du qualificatif. Mais Bergson insiste de plus sur l'aspect social du premier acte de la négation qui, avec «espèce de...!» en interpellation, trouve un écho tout particulier : «Dès qu'on nie, on fait la leçon aux autres ou on se la fait à soi-même. On prend à partie un interlocuteur, réel ou possible, qui se trompe et qu'on met sur ses gardes [...] La négation vise quelqu'un et non pas seulement, comme la pure opération intellectuelle, quelque chose» [35].

2° le «renvoi à autre chose d'indéterminé» : avec «espèce de», c'est le renvoi à une autre espèce que l'on ne peut précisément pas nommer, ce qui d'ailleurs donne un autre sens au «cas d'espèce» : le cas particulier, certes, mais le cas qui est en lui même une espèce indéfinie. Toujours est-il que la personne ainsi qualifiée, non seulement n'est plus ni elle-même ni une autre, mais elle est rejetée dans une «espèce» à laquelle on ne peut même pas se référer, une espèce possible mais inexistante.

Et à nouveau ce que dit Bergson de la façon de penser l'inexistant, est de ce point de vue tout à fait saisissant :

---

33. *Ibidem*, p.286-287 ; crochets de E.L.
34. *Ibidem*, p.289.
35. *Ibidem*, p.288 ; crochets de E.L.

«Penser l'objet A inexistant, c'est penser l'objet d'abord, et par conséquent le penser existant ; c'est ensuite penser qu'une autre réalité, avec laquelle il est incompatible, le supplante. Seulement il est inutile que nous nous représentions explicitement cette dernière réalité ; nous n'avons pas à nous occuper de ce qu'elle est ; il nous suffit de savoir qu'elle chasse l'objet A, lequel est le seul à nous intéresser. C'est pourquoi nous pensons à l'expulsion plutôt qu'à la cause qui expulse» [36].

On ne peut évidemment manquer de faire le rapprochement avec ce que dira Freud, dans son article précisément intitulé «La négation», de la fonction du jugement : «La fonction de jugement a pour l'essentiel deux décisions à prendre. Elle doit prononcer qu'une propriété est ou n'est pas à une chose, et elle doit concéder ou contester à une représentation l'existence dans la réalité» [37]. Fonction de jugement dont il faut chercher l'origine dans les «motions pulsionnelles primaires» : «Le juger est le développement ultérieur, approprié à une fin, de l'inclusion dans le moi ou de l'expulsion hors du moi, qui, originellement, se produisaient selon le principe de plaisir [...] L'affirmation - comme substitut de l'inclusion - appartient à l'Eros, la négation - successeur de l'expulsion - à la pulsion de destruction» [38].

Les choses sont alors plus claires : la valeur péjorative contenue dans le caractère d'approximation d'«espèce de» est bien, d'une certaine façon, l'aboutissement «d'une pente quasi naturelle», comme le disaient les grammairiens et notamment R. Le Bidois, mais à condition de voir que l'approximation est ici une manière dont se sert l'inconscient pour représenter la négation, et que la «pente quasi naturelle» n'est autre que celle de l'expulsion.

Mais de plus et surtout, tout comme l'identification, ici encore, cette non-identification concerne des personnes :

---

36. *Op.cit.* p.285 ; crochets de E.L.

37. S. Freud : «La négation» (1925) in *OCF-P*, XVII, Paris, PUF, 1992, p.168.

38. *Ibidem*, p.170. Crochets de E.L.

l'expulsé n'est autre que celui que «vise» (pour reprendre le terme de Bergson) la négation ; et, d'autre part, elle doit s'entendre évidemment à la forme *passive* et subie : *être non-identifié* (si tant est qu'une non-identification active et volontaire de soi-même soit seulement envisageable).

Il n'est même plus question de l'individuel par rapport au collectif, c'est l'individu lui-même, *non-identifiable* en tant qu'être, dans son existence même, qui est nié. C'est ce qu'on peut appeler la *négation de l'individuité*.

«Espèce de... !» : un prototype

Ainsi, pour répondre à notre question de départ sur la *valeur péjorative* - et donc d'injure, lorsqu'elle concerne des personnes - d'«espèce de», celle-ci tiendrait en fait à la *spécificité elle-même*.

La spécificité au sens de *«propre à une espèce»*, d'une part, celle que déterminent les liens de ressemblance et d'appartenance de l'*identification*, et qui donc assimile, absorbe, nie l'individu dans l'espèce, l'individuel dans le collectif.

Mais tout autant et à un autre niveau, la spécificité au sens de ce qui est *«particulier à»*, celle qui à partir du moindre signe, du moindre indice, et donc de l'apparence, crée de toutes pièces une espèce possible mais non existante, une *non-identification* plus qu'une identification.

Comment alors ne pas admettre que l'interpellation *«espèce de...!»*, en tant qu'elle représente précisément la spécificité, n'est pas seulement un exposant, mais bel et bien une *injure à part entière* ? Ironie du sort, ou principe d'équivalence entre le mot et la chose, le statut qui lui est réservé est le reflet de la non-identification : elle n'est pas une qualification, elle n'est pas une injure, elle ne sert qu'à «renforcer» l'une et l'autre.

Pour nous, en tout cas, non seulement elle est une injure à part entière, mais elle en constitue même un *prototype*.

3

D'ESPECE A RACE.
De «spécifique» à «raciste»

Que ce soit l'influence des systèmes classificatoires sur le mode de pensée ou encore la nécessité d'établir des distinctions, des classements et des hiérarchies, face à une population humaine devenue hétéroclite et mal définie, du fait notamment de la découverte de l'existence d'autres «races», le terme «espèce» fut sans doute l'un des premiers à en subir les conséquences. Il semble bien en effet que les notions de catégorie et d'appartenance aient peu à peu pris le pas sur celles du semblable et de la ressemblance et que, de l'ambiguïté du spécifique, on soit ainsi passé au sens univoque du *spécimen* : l'échantillon, la preuve, le particulier représentant le général.

Le résultat, pour la question qui nous occupe, est que ce n'est plus la ressemblance qui conduit inévitablement à l'appartenance, mais l'inverse, l'appartenance entraîne la ressemblance. Dans cette perspective, «espèce de» signifie alors : être de l'espèce de..., en être le représentant, l'échantillon, induisant par là même le fait de ressembler à tous ceux qui appartiennent à cette espèce...

Soit, mais dans ces conditions, la valeur péjorative due au caractère d'approximation, à la non-identification, celle conduisant à ce que nous avons appelé la «négation de l'individuité», ne disparaît-elle pas du même coup ? Cet accent mis sur l'appartenance - et sous lequel on reconnaît évidemment l'hyper-spécificité - ne vient-il pas contredire nos conclusions qui faisaient de l'interpellation «espèce de...!» un prototype de l'injure ? Autrement dit : l'injure dite «raciste» ferait-elle bien exception ?

A. La «vexation biologique»

«A la peste répond l'ordre»

«...il a pour fonction de débrouiller toutes les confusions... Contre la peste, qui est mélange, la discipline fait valoir son pouvoir qui est d'analyse». Si nous avons repris cette phrase de Michel Foucault [39], c'est qu'elle nous semble tout particulièrement illustrer ce que l'on observe avec la notion d'espèce.

Un point demeure en effet étonnant : comment se fait-il que le mode de conceptualisation taxinomique ait persisté au delà des découvertes des naturalistes du XIXème et du début du XXème qui auraient dû, en toute logique, produire l'effet inverse ?

Bouleversant la conception fixiste et typologique du monde vivant, des théories scientifiques comme celle de Lamarck ne démontraient-elles pas (vers 1800-1810) que les espèces se transformaient au fil des temps et que l'homme, lui-même produit de cette évolution, avait une origine animale ? Et cinquante ans plus tard (en 1859), Darwin ne venait-il pas les confirmer, mettant de plus en évidence l'importance de la «variabilité intraspécifique», s'opposant à toute typologie des espèces et même, à toute définition précise d'une espèce ?

En fait, hors du champ scientifique [40], cette nouvelle

39. M. Foucault : *Surveiller et punir*, Paris, Gallimard, 1975, p.199.

40. Et même, pendant un certain temps, à l'intérieur de celui-ci. Admise depuis lors, cette conception transformiste ou évolutionniste suscite encore nombre de controverses parmi les scientifiques mais cela concerne essentiellement les mécanismes de l'évolution. Cf. par exemple Jean Genermont : «Le point sur les théories de l'évolution», in *Courrier du C.N.R.S.*, 59, janv.-mars 1985, p.16-22.

conception n'entraîna pas l'adhésion, mais bien plutôt une réacion de type phobique, dont la «peur de la dégénérescence», comme la nomme Elisabeth Roudinesco [41], paraît bien être le symptôme le plus manifeste de la fin du XIXème siècle et du début du XXème ? Les propos qu'elle relate d'un Maurice Barrès à l'époque de l'Affaire Dreyfus : «Il n'y a de justice qu'à l'intérieur d'une même espèce ; Dreyfus est le représentant d'une espèce différente. Son cas est du ressort d'une chaire d'éthologie comparée»...[42] ne sont qu'un exemple parmi d'autres, même si pour nous évidemment, par rapport à la notion d'«espèce», les mots résonnent ici tout particulièrement. Force est en effet de constater que celle-ci n'avait guère subi l'influence du transformisme !

Le plus curieux est que, si la conception transformiste et évolutioniste se heurtait à des résistances profondes, les principes qui la justifiaient et qui concernaient les mécanismes de l'évolution allaient être, eux, pleinement adoptés mais - et c'est là le paradoxe - *au service de la conception fixiste* et typologique persistante.

Ainsi en fut-il du principe de l'*hérédité des caractères acquis*, soutenu par Lamarck et selon lequel : «Tous les caractères d'un individu sont transmissibles à sa descendance, y compris ceux qu'il a acquis au cours de sa vie sous l'influence du milieu» [43]. Darwin aussi y adhéra, tout en s'opposant à Lamarck à propos du mode d'acquisition, l'acquisition ne se faisant pas pour Darwin par l'adaptation au milieu, mais par la sélection naturelle [44]. L'impact de ce principe fut tel qu'on alla jusqu'à y inclure l'hérédité de la

---

41. E. Roudinesco : *Histoire de la psychanalyse en France*, tome I : La bataille de cent ans (1885-1939), Paris, Ramsay, 1982, (réédité par Le Seuil, en 1986).

42. *Ibidem*, p.201.

43. Cf. J. Genermont, *op.cit.*, p.17.

44. Et comme le note André Langaney : «Il fallut les travaux de Weissmann sur la «lignée germinale» et la redécouverte des lois de Mendel pour que l'on abandonne, vers la fin du siècle dernier, l'idée, jusque-là incontestée, de la transmission aux enfants des caractères biologiques acquis par les parents au cours de leur existence». «La nouvelle démographie de l'évolution», in *Populations* 3, 1984, p.588.

langue; les grammairiens Damourette et Pichon par exemple n'affirmaient-ils pas qu'«un enfant séparé des siens dès le berceau et transplanté en terre étrangère avant d'avoir pu recevoir aucune empreinte linguistique» parlerait certes la langue du pays où il serait élevé, mais pas sans «lui faire subir d'imperceptibles déformations causées par son hérédité allogène...» [45] ?

Le principe de la *sélection naturelle* n'eut pas moins d'impact mais il devint surtout un mode d'organisation sociale (avec le social-darwinisme), ou de lutte pour la vie, teinté d'élitisme [46] et qui n'était plus très «naturel». L'aspect inégalitaire du règne animal venait ainsi confirmer celui du règne humain, et confortait notamment les positions colonialistes. Il faisait écho, d'une certaine façon, à l'*Essai sur l'inégalité des races humaines* de Gobineau, paru en 1855, c'est-à-dire quatre ans avant *L'origine des espèces* de Darwin, mais qui n'eut pas du tout le même retentissement.

Si ces deux principes retinrent l'attention, n'est-ce pas tout simplement parce qu'ils permettaient de différencier, de classer, de catégoriser, dans l'espace, ce que la conception transformiste s'ingéniait à confondre et à indifférencier dans le temps ?

A l'indifférenciation... la différence

D'espèce à race, il n'y a qu'un pas, comme on vient de le voir. Pourtant ce n'est pas celui de l'animal à l'homme (même si l'on emploie plus volontiers le terme pour l'homme), mais celui de l'inter- à l'intraspécifique. Bien souvent en fait les deux termes sont employés l'un pour l'autre. La racine du terme phylogénèse ne vient-elle pas du

---

45. Cf. E. Roudinesco : *op.cit.*, p.312.

46. Il est amusant de noter cette définition de Darwin de ce qu'il appelle la «sélection inconsciente» : «le désir que chacun éprouve de posséder et de faire reproduire les meilleurs individus de chaque espèce». Ch. Darwin : *L'origine des espèces*, tome I, Paris, Petite Collection Maspero, 1980, p.34 (Il est vrai qu'il s'agit d'éleveurs de bétail !).

grec (phulon) qui veut dire «race», «lignée» ? Une chose est certaine : pas plus que la conception transformiste n'eut d'impact sur la notion «populaire» d'espèce, la génétique n'en a sur celle de race.

Car si les généticiens ne cessent pas de répéter «qu'il n'existe pas quoi que ce soit qui ressemble à une race génétique pure», «que la diversité génétique ne se distribue pas du tout comme la diversité pigmentaire et morphologique», ou encore : «que l'ensemble des populations humaines [...] est très homogène génétiquement et ne constitue que des pseudo-races qu'il est impossible de définir avec précision» [47] (Darwin parlait de «formes douteuses» pour les espèces)..., force est de constater là aussi que la notion de race est bien ancrée dans les esprits et qu'elle demeure comme base de différenciation et de classification entre les humains.

La *«vexation biologique»*, comme l'appelait Freud [48], ferait ainsi apparaître quelque chose d'insupportable, qui ne serait autre que *l'indifférenciation* à laquelle répondrait précisément la *différence*, comme l'«ordre» à la «peste».

---

47. A. Langaney, «La diversité génétique humaine : considérable et mal connue», in *Génétique, Procréation et Droit,* Paris, Actes Sud, 1985, p.350-351. Crochets de E.L.

Et, dans un autre article, cet auteur remarque qu'«Etrangement la génétique moderne rejoint une opinion exprimée dès 1874, par Herder.» Le terme de race se réfère à une différence d'origine qui n'existe pas chez l'Homme [...] les types physiques s'interpénètrent et ne sont finalement que les ombres d'une grande image qui s'étendent sur tous les âges et tous les continents». «Evolution humaine 1985», in *Courrier du C.N.R.S.*, 59, janv.-mars 1985, p.41. Crochets de E.L.

48. Il nommait ainsi la deuxième des trois grandes vexations qu'avait eu à subir «le narcissisme universel, l'amour-propre de l'humanité» : la première étant la «vexation *cosmologique*» du fait que la Terre n'était plus le centre de l'univers ; quant à la troisième, la «vexation *psychologique*», elle était due précisément à la psychanalyse qui montrait que «le moi n'est pas maître dans sa propre maison». Cf. S. Freud : «Une difficulté de la psychanalyse», in *L'inquiétante étrangeté*, Paris, Gallimard, 1985, p.181-187.

B. Le spécimen : l'espèce «en chair et en os»

Rappelons la définition du *spécimen* : «individu qui donne une idée de l'espèce à laquelle il appartient, unité ou partie qui donne une idée du tout». Le spécimen représente donc l'espèce, il en est en quelque sorte la preuve tangible. Le *«spécifique»* ici s'entend d'emblée dans sa dimension *«raciste»*.

L'interpellation *«espèce de...!»*, dans cette perspective, ne constituerait-elle pas alors un *prototype de l'injure dite «raciste» ?*

La question ne peut s'élucider qu'en reprenant les éléments sur lesquels repose, selon nous, la valeur péjorative de l'expression, et en essayant de voir en quoi la dimension «raciste» est susceptible de les modifier.

Sur-identification et négation

Il n'est pas besoin d'insister sur la *négation de l'individualité* : avec l'accent mis sur l'appartenance, elle est à son *maximum*. Le lien entre la caractéristique et son détenteur, dans lequel on reconnaît l'élément irréfutable de l'hyper-spécificité, entraîne *de facto* le lien entre ce détenteur particulier et tous ceux qui ont cette même caractéristique, ce qui crée l'élément non moins irréfutable de l'appartenance à telle espèce. Ainsi : sa couleur de peau lui appartient, par sa couleur de peau il appartient à (nous dirions : il est appartenu). Par cette argumentation déductive, par ce raisonnement qui a tout d'un sophisme, celui qui est ainsi traité d'«espèce de...!» n'est plus défini en effet que comme un échantillon représentant une partie d'un tout. L'aspect «biologique», pour reprendre les termes de Lévi-Strauss, a complètement recouvert et annihilé l'aspect individuel ou «social» de la personnalité [49].

En revanche, comment pourrait-il être question ici de

49. Cf. plus haut p. 46-47.

négation de l'individuité, de non-identification, puisque, d'une part, l'identification est à son maximum - ce n'est pas une simple ressemblance, une simple intuition, mais une appartenance - et que, d'autre part, il ne s'agit plus d'une espèce possible, inexistante, mais bel et bien d'une espèce réelle, existante, dont la preuve est précisément là, «en chair et en os» ? Là encore il nous faut suivre d'autres voies qui ne s'arrêtent pas à cette logique trop évidente.

Ainsi, l'accent mis sur l'appartenance d'un individu à telle espèce n'est-il pas le plus sûr moyen de garantir sa *non-appartenance* à l'espèce de celui qui le traite ainsi ? Et la ressemblance - induite obligatoirement par l'appartenance - ne devient-elle pas du même coup le plus sûr moyen de signifier la *non-ressemblance*, la *différence*, voie inconsciente de la *représentation par le contraire*, autre manière de marquer la négation, autre manière d'exclure ou d'expulser, «moitié d'un acte intellectuel dont on remet à un avenir indéterminé l'autre moitié» [50]?

Soit, mais ici «l'autre moitié» précisément est déterminée. Du fait de l'hyper-spécificité, le «caractère d'approximation» d'«espèce de...!» a disparu. Il n'y a pas non-identification, mais bien au contraire *sur-identification* : le spécimen est là qui représente l'espèce en chair et en os, qui en réunit toutes les caractéristiques.

Est-ce vraiment si sûr ? Cette sur-identification n'est-elle pas elle aussi une voie plus inconsciente, un moyen pour signifier autre chose ? Le spécimen n'est-il pas en fait le *seul moyen* de se représenter une espèce, alors que celle-ci a justement un caractère non-représentable, non-identifiable en tant que telle, en dehors de lui ? N'est-ce pas plutôt le *spécimen* qui en fait *crée l'espèce*, et non l'inverse ?

Simple mannequin servant à faire croire (mais tout autant à croire, car, à n'en pas douter, celui qui traite l'autre ainsi, y croit) que l'espèce en question est réellement existante (preuve en est ! elle est là présente), celui qui est identifié se trouve bien alors, ici encore, *nié en tant*

50. Bergson, cf plus haut p.48.

qu'individu, dans son existence même. Un autre à sa place ferait aussi bien l'affaire, dès lors qu'il possède la même caractéristique : la même couleur de peau, la même langue, le même âge, et aussi bien un simple indice comme une plaque d'immatriculation !

L'injure dite «raciste» : une «espèce de...»

Dans ces conditions, les éléments constituant la valeur péjorative d'«espèce de...!», prototype de l'injure, sont tout simplement, dans la perspective du spécimen, poussés à l'extrême. On a ainsi une *différence de degré*, de plus et de moins, mais non de nature, différence apparente, et faisant illusion, dans l'idée d'une espèce préexistante que le spécimen représenterait, alors que c'est l'injure elle-même qui ici encore, par les procédés de l'identification, crée l'espèce.

Ainsi, l'injure dite «raciste» serait bien d'une certaine façon, comme nous l'avions laissé entendre dans notre typologie, une injure hyper-spécifique, mais à condition de rétablir dans la notion de spécifique ce que cette remise en question de la spécificité nous a permis de découvrir : le «propre à une espèce», pour tout dire, précisément la dimension «raciste».

En d'autres termes, *toute injure serait «raciste»*, dans la mesure où elle crée une race (ou une espèce). Le seul élément qui puisse faire croire à une injure particulière est celui de l'argument métonymique de départ (le lien d'appartenance entre une caractéristique et son détenteur), argument parce qu'il ressortit à la logique consciente et, de ce fait, permet de donner, à l'illusion qu'il crée, un caractère de réalité.

Plutôt donc que de faire d'«espèce de...!», au sens de spécimen, un prototype de l'injure dite «raciste», ce qui reviendrait à admettre un type particulier d'injure, il est plus juste de la considérer elle-même comme *le prototype de l'injure*, dans la mesure où elle met en évidence ce vers quoi tend toute injure, mais à quoi elle ne parvient pas toujours, faute... d'arguments.

Reste que, plus la présomption de l'existence réelle d'une espèce est forte - autrement dit : plus la connotation idéologique marque de son empreinte le comportement - plus la preuve est facile et peut se contenter d'un simple indice, sans même se préoccuper d'un lien d'appartenance effectif, le lien de ressemblance y suppléant alors largement[51].

«Etre raciste, en effet, c'est consigner l'individu dans son appartenance, le traiter en «espèce de...», lui dénier tout pouvoir d'arrachement à son contexte, que celui-ci soit défini en termes biologiques ou historiques». Cette réflexion d'Alain Finkielkraut [52], stigmatisant le comportement «raciste» par la référence à «espèce de...», ne pouvait nous laisser insensible. Mais n'y retrouve-t-on pas cependant, là encore, l'illusion d'une espèce existante par rapport à laquelle est défini l'individu («*son* appartenance») ?

Notre question de départ : dans quelle mesure peut-on parler d'injure «raciste» ? ou : l'injure dite «raciste» est-elle une espèce d'injure ? tombe d'elle-même. La mise en doute, la «torture», en ont eu raison : dans la mesure où toute injure est «raciste», il n'y a évidemment plus d'injure particulière que l'on puisse qualifier de «raciste» par rapport à une autre

---

51. Pouvant même conduire à de dramatiques «bavures» policières comme celle des «teints basanés», lorsque, à l'époque de la guerre d'Algérie à Paris, des Sud-Américains avaient été pris pour des Algériens ; ou encore à des décisions judiciaires qui prêtent davantage à sourire, comme celle «jugeant régulier le contrôle d'identité d'un individu «susceptible de par son aspect, son comportement, sa tenue vestimentaire, voire sa diction, de ressortir d'une nationalité étrangère»» (5ème Chambre de Versailles, 1983) ou celle approuvant l'interpellation d'un jeune homme «dès lors que les policiers avaient eu leur attention attirée par «sa présentation physique particulière (taille filiforme et de 1.90 mètre, peau noire) permettant à coup sûr de le distinguer des nationaux originaires des Antilles» (5ème Chambre de Versailles 1985 ; jugement finalement cassé par la Cour d'Appel estimant, ce qui paraît une évidence, que «la qualité d'étranger ne peut se présumer d'après une simple apparence tenant à l'aspect physique»). Cf. B. Le Gendre : «La race à la trace», in *Le Monde* du 22 janvier 1985, p.13 et B. Frappat : «Face», in *Ibidem*, p.1.

52. A. Finkielkraut : «Sur un vers de Racine», in *Le Monde*, 29.10.1987, p.1.

qui ne le serait pas.

Une espèce particulière, une catégorie bien différenciée ? non. Mais pourquoi pas une «espèce de...» ? Une *espèce possible* (et même évidente) mais inexistante et indéfinissable en tant que telle : *une espèce d'injure* ou *une espèce de racisme*, permettant en l'identifiant ainsi de croire à une injure particulière et de ne pas reconnaître la dimension «raciste» de toute injure, ou bien, et peut-être davantage, un *spécimen*, une représentation tangible de ce qui d'un côté comme de l'autre demeure irreprésentable et insaisissable : n'est-ce pas précisément l'illusion que crée la législation sur le racisme dans le cadre de l'injure ?

II

INJURIA SANGUINIS, INJURIA SOLI

Le choix de la terminologie latine n'est pas marque de pédanterie, il permet seulement de suggérer un rapprochement, qu'il n'est pas possible de rendre en français, entre *jus sanguinis, jus soli* (droit du sang, droit du sol) et *injuria sanguinis, injuria soli* (injure du sang, injure du sol).

Déformation provocatrice d'une formule de référence, jouant ainsi le sens dans le non-sens (ou le contresens) : celle-ci n'est en fait que le reflet de ce à quoi jouent - le plus sérieusement du monde - certaines notions qui servent à définir ce qu'on pourrait appeler, dans la poursuite de notre thématique, les *lois de préservation de l'espèce*.

Le droit du sang et le droit du sol sont en effet les deux principes fondamentaux sur lesquels repose toute question concernant les problèmes de la nationalité, c'est-à-dire l'appartenance et la non-appartenance à telle ou telle nation, le statut de l'étranger et, d'une certaine façon, l'accueil réservé à l'immigration.

Que ces deux principes puissent prendre valeur d'injure, comme nous le laissons entendre par le jeu de mots entre *jus* et *injuria*, cela évidemment demande explication.

Il suffit pourtant de se pencher sur deux notions qui, si l'on y regarde d'un peu près, fonctionnent comme de véritables lapsus, laissant passer, au-delà du non-sens et du contresens (ou grâce à ?), ce qu'elles entendent bien signifier.

L'une, fondamentale, ancienne et bénéficiant de l'assise juridique, puisqu'elle s'inscrit au sein du droit sur la nationalité, est celle de la *naturalisation*. L'autre, plus conjoncturelle et un peu plus en marge puisqu'elle a trait aux problèmes actuels de l'immigration, est néanmoins intéressante, c'est celle du *seuil de tolérance*.

1

LA NATURALISATION

Le terme de *naturalisation* ne semble a priori pas faire question, tout le monde en connaît le sens : il désigne l'acte d'acquisition d'une nationalité ou, avec plus de précision : l'«*action de conférer la nationalité du pays où il réside à un individu d'une autre nationalité ou apatride*» [1].

Le mot non seulement ne choque personne mais, de plus, il semble bien qu'il dise ce qu'il veut dire.

Le trébuchement, que l'on observe souvent, sur le terme de «nationalisation», est très vite rectifié, très vite excusé par la proximité phonétique des deux mots. L'erreur, a priori, ne provoque même pas le doute.

Pourtant, comment ne pas se poser la question du lien entre les termes *nationalité* et *naturalisation* ? Question qui elle-même suscite une double interrogation : d'une part, sur quoi se fonde l'équivalence *national = naturel* ? D'autre part, l'idée d'un processus, d'un changement d'état ou de statut, marquée par le suffixe *-sation,* est-il compatible avec l'idée de naturel ? Peut-on véritablement concevoir l'idée de *devenir (ou rendre) naturel* [2]?

Mais en dehors de ce sens, une particularité de la langue française a de quoi laisser perplexe, à moins que précisément elle n'excite la curiosité. Ce même terme de

---

1. *Le Petit Robert* et le *Trésor de la langue française*, Paris, CNRS, 1980.

2. A «naturaliser», on trouve : «donner à un étranger la qualité de naturel d'un pays» (*Le Petit Robert*), ou «accorder à un étranger les droits dont jouissent les naturels d'un pays» (*Littré*).

naturalisation désigne en effet l'«*opération par laquelle on conserve un animal mort, une plante coupée, en lui donnant l'apparence de la nature vivante*» [3], technique qui, pour les animaux, est plus communément appelée *empaillage*.

Sans doute les deux sens sont-ils très *datés* : le premier serait apparu à la fin du XVème siècle, avec les *Lettres de naturalisation* ou de «naturalité» [4], et le second, à trois siècles de distance, à la fin du XIXème siècle.

Certes, qu'un même terme ait un ou plusieurs sens distincts n'a rien d'exceptionnel. Homonymie et polysémie sont même, on le sait, les sources intarissables des jeux sur les mots, et plus l'écart est grand, plus le rapprochement est insolite. De ce point de vue le cas du terme naturalisation est exemplaire.

Ce qui est peut-être plus étonnant, c'est que cet autre sens, même s'il est connu, ne vient pour ainsi dire jamais à l'esprit lorsqu'on pose la question naïvement : qu'est-ce que la naturalisation ? En revanche, dès qu'on le mentionne, on a presque toujours la réaction : «ah c'est vrai, je n'y avais pas pensé !».

La séparation entre les deux sens est tout aussi totale que celle des domaines dans lesquels ils s'appliquent : l'un concerne l'humain, l'autre les espèces végétales et animales. Il faut néanmoins préciser : la naturalisation, technique de conservation, ne s'applique qu'aux espèces animales et végétales, tandis que la naturalisation, acquisition de la nationalité, peut signifier, par extension, toute action consistant à introduire dans un pays ou, plus largement, dans un milieu, des espèces animales et végétales (s'il s'agit du sens

---

3. *Le Petit Robert*. La définition met l'accent sur l'action, mais naturalisation s'emploie tout aussi bien pour qualifier l'état qui en résulte.

4. 1471, selon le *Trésor de la langue française* ; 1566, Mémoires de l'Académie royale de Belgique, 2ème série, I, 372, selon le *Grand Larousse de la langue française*, et le *Robert*. Si le terme de naturalisation désigne aussi bien l'action que l'état qui en résulte, celui de «naturalité» renvoie davantage à l'état et semble bien être le terme utilisé anciennement. Cf. notamment le titre d'une thèse *Les lettres de naturalité sous l'Ancien Régime* de J. Boizet, Paris, 1943. Le *Littré* précise : «on dit aujourd'hui «lettres de naturalisation»».

propre) ou encore des mots, des idées, etc... (s'il s'agit du sens figuré), provenant d'un autre pays ou d'un autre milieu. La séparation stricte entre les domaines ne joue donc en fait que pour la technique de conservation.

En dehors de ces deux sens «officiels», donnés par les dictionnaires, on notera aussi le sens particulier que *Michel Foucault* donne au terme de naturalisation, comme *processus de pensée* résultant de l'influence des naturalistes du XVIIIème siècle et qui fait de la nature «la totalité de la raison présente en chacun de ses éléments» [5], ou encore ce que Pierre-André Taguieff définit comme une *biologisation*, «une naturalisation du culturel et/ou du social, traités comme des réalités biologiques», élément d'une «argumentation racisante» dans lesquels «les groupes humains sont statués en tant que groupes naturels» [6]. Emplois pourrait-on dire philosophiques du terme «naturalisation», alors que dans les deux autres sens il ne s'agit au fond que de procédés techniques.

Pour revenir à notre questionnement, nous commencerons par nous demander dans quelle mesure ces deux sens - l'acquisition de la nationalité d'une part, l'empaillage d'autre part - s'ignorent vraiment l'un l'autre, ou autrement dit, s'il n'est pas possible, malgré tout, de déceler entre eux un certain lien.

A. Deux sens qui s'ignorent ?

1 - *Les fondements «naturels» de l'idée de national*

L'étymologie

Il n'est pas inutile de le rappeler : en latin, *natura* et

5. Cf. notamment *Histoire de la folie*, Paris, Gallimard, 1972, dans un chapitre dont le titre ne pouvait que retenir notre attention : «Le fou au jardin des espèces» !, p.208.

6. P.-A. Taguieff : *La force du préjugé. Essai sur le racisme et ses doubles*, Paris, La Découverte, 1987, p.34 et 33.

natio renvoient tous deux à *nascere*, «naître». Le *Dictionnaire étymologique de la langue latine* donne cependant des précisions intéressantes : *natio* a pour «sens premier «naissance» personnifiée et divinisée». Mais, ajoute-t-il : «Dans la langue rustique, le mot a pris un sens concret et désigne la naissance des petits d'un animal, c'est-à-dire la «portée». Ce sens explique qu'il ait pu prendre celui d'ensemble «d'individus nés en même temps ou dans le même lieu, nation»». Quant à *natura*, c'est l'«action de faire naître, naissance», mais le terme désigne aussi les «organes de la génération» [7].

La nuance est plus importante qu'il n'y paraît au premier abord. Dans *natio*, ce qui qualifie la naissance c'est : «en même temps ou dans le même lieu», alors que dans *natura*, c'est la génération, l'idée de faire naître, d'engendrer. Dans l'une la *naissance* est liée à l'espace, au lieu, dans l'autre elle est liée au temps, à la *filiation*. Or c'est cette distinction qui a fait osciller - et le fait encore - le droit relatif à la question de la nationalité, précisément entre le *jus soli*, droit du sol, et le *jus sanguinis*, droit du sang. Selon les cas, l'étranger (en latin : *extraneus*, né au-dehors) se définit ainsi comme celui qui est né en dehors du lieu où sont nés un certain nombre d'individus, ou bien comme celui qui a été engendré en dehors d'un groupe restreint d'individus ayant entre eux des liens de sang.

L'émergence de l'idée de nation

Si la dénomination de l'acte date vraisemblablement de la fin du XVème siècle, le fait, lui, n'est pas nouveau. Le passage du statut d'étranger à celui de membre d'un «groupe social politique» existait bien avant cette date [8], sans que soit

---

7. A. Ermont et A. Meillet, Paris, Klincksieck, 1985, 4ème éd.

8. Cf. notamment J. Gillisen, «Le statut des étrangers à la lumière de l'histoire comparative», in *Recueils de la société Jean Bodin, L'étranger*, t. IX, Ed. de la Librairie encyclopédique, Bruxelles, 1958, p. 5-57. Un certain emploi rétroactif du terme «naturalisé» est cependant fréquent et trompeur. Ainsi, exemple parmi tant d'autres, dans une

nommé cet acte, et peut-être même sans qu'il y en ait un. Quoi qu'il en soit, l'époque à laquelle apparaît le terme de naturalisation correspond à celle de la constitution d'une certaine unité nationale, ou disons, de l'émergence de l'*idée de nation,* à condition évidemment de ne pas y substituer rétroactivement l'acception moderne de ce concept.

Il y a donc bien au départ un *lien* entre l'idée de *naturel* et celle de *national.* Que ce lien ait évolué au cours de l'histoire est une évidence. L'évolution des concepts de nature et de nation est cependant bien trop complexe pour que l'on puisse prétendre ici en retracer ne serait-ce que les grandes lignes. Nous avons choisi d'en extraire ce qui nous a semblé être des fondements-clés et des étapes marquantes par rapport au terme de naturalisation.

De la naissance à la résidence

Le tout premier fondement, c'est celui que met en évidence l'étymologie, c'est la *naissance,* filiation ou lieu. L'étranger, au XVIème siècle, c'est celui dont on ne sait ni de qui, ni où, il est né. Le national, lui, est un naturel, un natif (celui qui est né dans le pays) - et c'est bien dans le même sens qu'étaient désignés aussi les «Naturels», les indigènes de tel ou tel pays découvert par les explorateurs. Mais, de plus et surtout, il est un *sujet naturel* du roi, et ce qui est intéressant c'est qu'il l'est par l'intermédiaire de la terre. Tout comme «une terre qui est *dans* le royaume est forcément *du royaume»* [9], le national est un sujet naturel du roi, parce que né sur les terres du roi, exactement comme était sujet naturel du seigneur celui qui était né dans la seigneurie. Les historiens s'accordent en effet pour ne voir dans l'autorité royale de l'époque que l'«extension sur tout

---

traduction d'Aristote, on trouve : «Ne parlons ici que des citoyens de naissance, et non des naturalisés...» (*La politique,* liv. II, «Du citoyen et de la cité», Paris, Denoël-Gonthier.)

9. B. Guénée, «Des limites féodales aux frontières politiques», in *Les lieux de mémoire,* sous la dir. de P. Nora, t. II: *La nation,* vol. II, Paris, Gallimard, 1986, p. 27.

le territoire de la France du domaine personnel du roi où le roi dominait en tant que seigneur» [10]. La souveraineté est avant tout territoriale : «...ces limites que l'on sait être de toute ancienneté celles du royaume, ce sont ses limites «naturelles», celles à l'intérieur desquelles les «vrays subjectz naturels du roy», les «subjectz naturels du royaume» obéissent tout naturellement à leur «souverain naturel seigneur»[11]. Autrement dit, le sujet est naturel parce que la souveraineté est naturelle, fondée à la fois sur l'espace et dans le temps.

La naturalisation, cependant, est inconcevable si on se réfère à la seule naissance. Il a donc fallu que *du naturel - lieu de naissance - ne soit retenue que l'idée de lieu,* permettant de dériver vers le *lieu de résidence.* L'étranger peut ainsi devenir national, c'est-à-dire sujet naturel du roi parce qu'il réside sur une terre qui est sous l'autorité naturelle de celui-ci. C'est sans doute la base des «Lettres de naturalisation» qui, vraisemblablement, avaient pour but aussi bien de mettre fin à la situation inconfortable qui était celle de l'étranger [12] que de soumettre à l'autorité royale celui qui, par son statut, y échappait. Avec ce fondement de la résidence, l'idée du naturel s'éloigne de la naissance pour se rapprocher en fait de la *nature, milieu physique.* Le national est, d'une certaine façon, un «naturel» en tant qu'il fait partie de la nature du milieu dans lequel il vit, tout comme les «Naturels» (les indigènes des pays découverts). Mais il est un *sujet naturel* dans la mesure où il est, par l'intermédiaire de la nature (milieu), sujet du roi. Le lieu de

10. Ch. Seignobos, *Histoire sincère de la nation française,* Paris, PUF, 1933 (rééd. coll. «Quadrige», p.93).

11. B. Guénée, *op. cit.*, p. 26-27.

12. L'idée de protection se trouve déjà, semble-t-il, dans la pratique de l'*aveu* au Moyen Age, qui était une «déclaration de reconnaissance d'un seigneur supérieur», car l'«aubain [l'étranger] qui dans l'an et le jour n'avouait pas un seigneur était exploitable corps et biens par le seigneur sur le territoire de qui il avait fixé son domicile». M. Boulet-Sautel, «L'aubain dans la France coutumière du Moyen Age», in *L'étranger*, t.X, *op. cit.*, p. 86. Et peut-être plus anciennement, avec la pratique de la protection privée. Cf. F. L. Ganshof, «L'étranger dans la Monarchie franque», *ibid.*, p.20.

résidence permet de donner ainsi l'illusion du naturel, du lieu de naissance.

La volonté d'appartenance

Un autre fondement, forgé à partir des valeurs nouvelles des penseurs du XVIIIème siècle, va apparaître avec la Révolution : c'est celui de la *volonté d'appartenance*. La différence est radicale, car alors qu'être sujet du roi signifiait une certaine passivité et une sorte de fatalité, l'adhésion volontaire signe l'action et la responsabilité (on passe ainsi d'un sens du mot «sujet» à l'autre : du sujet-objet au sujet-acteur). Expression de toute une idéologie nouvelle, où la nature se trouve au premier plan et prend, pour ainsi dire, une majuscule : la *Nature*, et où, selon un auteur qui s'est particulièrement penché sur la question, «L'idée de nature - et l'adjectif naturel- imprègne tout ce qui était au XVIIème siècle de l'ordre et des prérogatives de Dieu» [13].

La *nature humaine*, tout d'abord, est l'expression de la raison, ce qui justifie une foi totale en l'homme : les institutions qu'il crée ne peuvent être que bonnes et servir son intérêt. Ainsi l'adhésion à la République et à ses valeurs est une preuve de raison, c'est elle qui rend national et non plus le lieu (de naissance ou de résidence). Les partisans de l'Ancien Régime sont, eux, le «Parti de l'étranger», les «Emigrés», tandis que des étrangers «adhérents» ont, selon les principes de l'égalité naturelle et des droits de l'homme, pratiquement les mêmes droits que les nationaux.

Dès lors, on voit bien dans quelle perspective s'inscrit la naturalisation. Elle consacre une volonté d'appartenance ou plutôt une adhésion à une idéologie qui se prétend être la Vérité, la Raison, pour tout dire, l'ordre de la Nature.

Bien plus, à la raison de la nature humaine vient s'ajouter celle de la *nature, physique et géographique*, sous

---

13. J. Ehrard, *L'idée de nature en France dans la première moitié du XVIIIème siècle*, t. I et II. Bibliothèque générale de l'Ecole pratique des Hautes Etudes, Paris, 1963, Sevpen, p.177.

la forme du *climat*. Les différences climatiques ont leur raison d'être et sont, elles aussi, l'expression de l'ordre de la Nature. Les nations où règne un climat tempéré sont ainsi «naturellement» les meilleures, aussi bien par le caractère de leurs habitants, que par leurs institutions. Cette réflexion d'un auteur de l'époque est particulièrement éloquente : «Le climat est pour une nation la cause fondamentale de son génie, en y ajoutant celles qui lui sont subordonnées dans le même genre, comme la qualité du sang, la nature des aliments, la qualité des eaux et des végétaux...» [14]. *Le climat, tout comme la nature humaine, est déterminé et déterminant*, ce qui se justifie par un compromis entre le naturel et le surnaturel, l'homme et le climat étant en dernier ressort des créations de Dieu.

Dans cette optique, naturel et national se confondent et, en caricaturant, on peut dire qu'être national, c'est appartenir au meilleur des mondes sous les auspices du meilleur des climats, et naturaliser, c'est faire accéder à la Vérité naturelle et faire vivre sous un climat naturellement bon. L'adéquation du terme naturalisation est ici exceptionnelle, le recours au «comme si» rétroactif (comme si c'était de naissance) ne s'impose même pas. Dans les faits, cependant, la naturalisation perdait de son intérêt puisque la seule adhésion à la République donnait aux étrangers les mêmes droits que les nationaux.

En revanche, il va de soi que les *Naturels*, les natifs, ou les «sauvages» (aussi sauvages que la nature) *n'étaient pas de ce monde-là ni de ce climat*. Ils ne faisaient pas partie de la nature humaine et ne se trouvaient pas sous le bon climat tempéré qui produit des nations civilisées. Le plus étonnant est que cette distinction, dans l'emploi des termes, demeure de nos jours, comme l'atteste par exemple l'*Encyclopédie du bon Français*. Ainsi, naturel : «1/ désigne (...)

14. Abbé d'Espiard, *L'Esprit des nations*, liv. I, Cité par J. Ehrard (op. cit., p.716), qui rappelle la formule célèbre de Montesquieu : «L'Empire du climat est le premier de tous les empires» (*L'Esprit des Lois*, XIX, 14), et qui souligne en outre l'intérêt de la médecine de cette époque pour les phénomènes respiratoires.

un habitant originaire d'un pays peu civilisé; 2/ dans le sens de «natif» ne s'emploie pas en parlant de nations civilisées...» [15]. Et J.P. Sartre n'a pas manqué d'y faire allusion, non sans humour : «Tout le monde a senti ce qu'il y a de méprisant dans le terme de «naturel» qu'on emploie pour désigner les indigènes d'un pays colonisé. Le banquier, l'industriel, le professeur même de la Métropole ne sont les naturels d'aucun pays ; ils ne sont pas naturels du tout [16]».

C'est bien un des *paradoxes* du terme naturalisation : en poussant les choses à l'extrême, pour ne pas dire à l'absurde, un «naturel» devrait pouvoir se faire «naturaliser», mais un naturalisé ne devient pas un «naturel». Et pourtant, on rend légitime un enfant naturel, on ne le naturalise pas!

Résidence et culture

Si la volonté d'appartenance introduisait l'acception moderne de l'idée de nation, le naturel, cependant, n'allait pas rester longtemps paré de son auréole de raison et de vertu. La nature des «naturalistes», celle de l'Histoire naturelle et du réalisme du XIXème siècle, allait le faire tomber de son piédestal. Le national, pour des raisons apparemment défensives, dut prendre *appui, en plus de la volonté d'appartenance,* sur la *naissance* et la *résidence*, mais évidemment dans un tout autre esprit qu'aux XVIème et XVIIème siècles.

Le lieu «de naissance ou de résidence» renvoie ainsi à la nature, physique et géographique, et par là même au *territoire*, notion défensive importante à cette époque des guerres étrangères. Mais le lieu c'est aussi un environnement, un milieu culturel, dont la *langue* peut tracer la

15. «...mais on s'en sert pour désigner, par plaisanterie, à propos de quelques singularités, les gens d'une province, d'une localité...» P. Dupré, Paris, Ed. de Trévise, 1972.

16. *Situations III*, p. 186, cité par le *Trésor de la langue française* à cet emploi du terme «naturel», p. 701.

frontière. Etre national signifie alors appartenir à un territoire défini et à une culture déterminée.

Difficile de dire cependant si les raisons défensives n'étaient que d'ordre externe ou si elles venaient en réaction contre la trop grande ouverture de la période précédente. Difficile aussi de ne pas voir une certaine réaction protectionniste au bouleversement qu'apportaient les théories transformistes concernant le monde vivant [17]. Le principe de l'hérédité des caractères acquis notamment est pris dans un sens défensif de l'hérédité de la culture et non dans son sens scientifique, évolutionniste, et celui de la sélection naturelle, non pas comme un facteur d'évolution, mais comme un procédé élitiste et même eugéniste. En d'autres termes, l'idée de naturel englobe ici le culturel, et être national c'est *posséder naturellement telle culture*.

La naturalisation, dans cette perspective, consiste à admettre qu'un étranger possède cette culture comme si elle lui était naturelle, comme si elle lui avait été *transmise par filiation*. A nouveau on trouve la référence à la naissance et le «comme si», mais ici ce n'est plus le lieu de résidence, c'est la culture.

Un lien distendu mais résistant

Qu'en est-il *actuellement* ? *Quelle idée de naturel peut-on trouver sous celle de national ?* Apparemment aucune, serait-on tenté de répondre. A y regarder de plus près, cependant, on s'aperçoit que ce n'est pas si simple et qu'elle n'a pas complètement abandonné le terrain.

Ainsi, par exemple, si la culture ne peut plus être considérée comme naturelle, depuis notamment les découvertes des généticiens (le principe de l'hérédité des caractères acquis étant devenu caduc), on ne peut nier le sentiment, couramment exprimé, que la culture acquise n'est pas aussi *authentique* que celle qui se transmet «de père en fils». De même, si la volonté d'appartenance n'a plus le ressort

---

17. Cf. Plus haut p.52 sq.

idéologique, il y persiste néanmoins une certaine tendance à s'estimer le meilleur des mondes, et l'*attraction* qui se manifeste, précisément par les naturalisations, en est une reconnaissance, sinon une preuve. Enfin, si la passivité est censée avoir disparu avec la volonté d'appartenance, il n'empêche que l'étranger ne se naturalise pas, il se *fait naturaliser*.

Ainsi, du lien entre naturel et national, substrat du terme naturalisation, il reste bien quelque chose, mais on ne peut s'empêcher de n'y voir que l'*illusion d'un lien*, résistance à une inadéquation de plus en plus grande, tentative de le maintenir, de le conserver, comme si le mot à lui seul permettait de faire revivre ses fondements.

2 - *D'un naturel à l'autre : d'une espèce à l'autre*

Le second sens de *naturalisation*, celui de la technique de conservation, daterait donc de la fin du XIXème siècle [18]. Et pourtant, là non plus, le procédé n'est pas nouveau et a depuis longtemps pour nom «taxidermie» (en ce qui concerne les animaux). L'apparition du terme est sans doute liée à l'importante influence des «naturalistes» à cette époque, mais on peut se demander s'il n'est pas tout autant le résultat d'une sorte d'évolution de la conception de la naturalisation elle-même. Ce sera en tout cas notre hypothèse.

L'acclimatation durable

Rappelons le premier sens du terme naturalisation, étendu à d'autres que l'homme, c'est : l'action d'introduire dans un pays ou dans un milieu des espèces végétales ou animales provenant d'un autre pays ou d'un autre milieu.

Ce sens étendu est apparemment très ancien, mais ce

18. 1873, selon le *Trésor de la langue française*.

qui est intéressant, c'est l'emploi d'un autre terme auquel certains dictionnaires renvoient comme synonyme, et que d'autres utilisent dans la définition même : celui d'*acclimatation*, qui apparaît, semble-t-il, au début du XIXème siècle[19] (on notera la référence au climat).

La naturalisation serait une «*acclimatation durable*». L'adjectif «durable» fait la différence; il renvoie à «*la faculté de se reproduire régulièrement*» [20]. Ainsi : «La naturalisation est la forme la plus complète de l'acclimatation, car elle s'étend *non seulement aux individus mais à l'espèce elle-même* qui peut se perpétuer sous le nouveau climat [21]».

Mais, d'autre part et surtout, figurait une précision qui a disparu dans les dictionnaires plus récents : «Naturaliser une espèce ou une race, c'est non seulement la transporter et la faire vivre dans un pays nouveau, mais encore *l'y faire vivre à l'état sauvage* [22]». Ou bien : «Naturalisation d'une plante : état d'une plante qui, importée d'une autre flore, vit à elle seule comme dans une nouvelle patrie, et *devient sauvage sans être étouffée par les plantes indigènes* [23]».

De l'«état sauvage» à la conservation

Il semble bien qu'ici le terme «sauvage» remplace celui de «naturel». Mais le maintien dans un état qui ne soit ni modifié par l'action de l'homme, ni «étouffé» par les autres plantes, ne renvoie-t-il pas davantage à l'idée de *rester naturel*, plus qu'à celle de «devenir naturel» ?

Et si la précision a disparu, n'est-ce pas parce qu'elle provenait de cette résistance presque phobique aux théories

---

19. Dans les années 1830, *Ibidem*.

20. Littré.

21. *La Grande Encyclopédie*, Paris, H. Lamirault & Cie.

22. *Ibidem*. Mots soulignés par nous.

23. *Littré,* Ed. J.-J. Pauvert, 1956. Mots soulignés par nous. Alors que *Le Petit Robert* donne une définition pratiquement inverse : «Acclimatation durable d'une espèce végétale ou animale importée dans un lieu où elle se maintient d'elle-même, comme une espèce indigène».

évolutionnistes [24], se maintenir à l'«état sauvage» signifiant alors ne pas subir l'influence du milieu ?

Bien plus, résistance poussée à l'extrême ou bien évidence devenue trop manifeste, *le seul moyen* qui permette, à coup sûr, de *conserver* cet état, n'est-il pas alors la *naturalisation*, dans son sens particulier du procédé de conservation, l'empaillage ?

Différence capitale cependant, qui explique peut-être la définition nettement séparée des deux sens : de l'«état sauvage»... à l'empaillage, on passe de la vie... à la mort.

Quant à la *naturalisation*, il va de soi qu'elle ne rend pas naturel, pas plus qu'elle ne rend vivant, elle ne donne que l'*apparence du naturel*, que l'apparence du vivant.

L'apparence du vivant

Si cette évolution de la conception de la naturalisation, étendue aux autres espèces que l'homme, explique, selon nous, le recours au même terme pour désigner l'introduction dans un milieu et la technique de conservation, la séparation entre les deux sens - acquisition de la nationalité et empaillage - n'est peut-être pas aussi franche qu'elle le paraît au premier abord.

Autre hypothèse : l'inadéquation de plus en plus forte entre les idées de naturel et de national n'entraîne-t-elle pas une adéquation de plus en plus marquée entre les idées de naturel et d'apparence du vivant ? L'acquisition de la nationalité ne rendrait pas national mais ne donnerait que l'*apparence du national*. Elle ne serait qu'un artifice, qu'une technique, tout comme l'empaillage, qui permet de faire illusion et qui, peut-être même, est le seul moyen de conserver à l'«état sauvage». Dérivation métonymique, rapport de contiguïté qui fait glisser insensiblement d'un sens à l'autre, l'adéquation du second se substituant ainsi à l'inadéquation du premier.

---

24. Cf. plus haut p.53.

Allons encore plus loin : les fondements, sur lesquels reposait le premier sens de *naturalisation*, ne sont-ils pas morts, au point que ce qui les désigne n'a plus que l'apparence de la vie, au point que *le terme est lui-même empaillé* ?

B. Du mot à l'acte

La naturalisation, acquisition de la nationalité, est définie juridiquement [25] comme un *mode d'acquisition «par décision de l'autorité publique»,* à côté des autres que sont le mariage, la naissance et la résidence en France, et la déclaration de nationalité. En tant que tel, et tout comme ceux-ci, il se distingue de la «nationalité française d'origine», qui est d'ailleurs «attribuée» et non «acquise».

Le terme de naturalisation, cependant, ne figure pas en titre, il se trouve dans l'article 59, ainsi rédigé : «*L'acquisition de la nationalité française par décision de l'autorité publique résulte d'une naturalisation accordée par décret à la demande de l'étranger.*»

Bien que mis sur le même plan avec les autres modes d'acquisition, il en diffère au fond radicalement. Dans les autres cas, en effet, c'est l'intéressé qui déclare, réclame, ou encore décline, la nationalité ; l'acquisition entérine en quelque sorte un lien effectif préexistant (si minime soit-il) de la personne avec la nation ou avec une autre personne ayant qualité de national [26]. Dans le cas de l'acquisition par

---

25. Dans le *Code de la Nationalité,* qui a été constitué avec l'Ordonnance du 19 octobre 1945. Ce n'est qu'à cette date en effet que furent regroupés (après une première tentative avec la loi du 10 août 1927) les divers textes sur la nationalité, qui se trouvaient plus ou moins épars dans le *Code civil*, depuis 1804. Nous nous référons évidemment au Code actuel, c'est-à-dire comprenant les différentes modifications depuis 1945 et notamment celles de la loi du 9 janvier 1973.

26. Ce sont essentiellement ces modes d'acquisition plus ou moins automatiques qui ont été à l'origine de la remise en question actuelle du *Code de la Nationalité.*

décision de l'autorité publique, l'intéressé sollicite, *fait une demande, il ne déclare ni ne réclame* ; *l'acquisition n'entérine pas un lien existant*, elle le crée, en transformant la personne elle-même, en la naturalisant.

La formulation de l'article laisse de plus percevoir une nuance qui n'est peut-être pas que de pure forme. L'acquisition «*résulte* d'une naturalisation accordée par décret [27]». La naturalisation apparaît ainsi comme la *condition* de l'acquisition.

En réalité, les deux sont concomitantes et pour ainsi dire inséparables, puisque la décision de l'autorité publique (le décret) concerne la naturalisation et que celle-ci entraîne *de jure* l'acquisition de la nationalité. L'*étape* est donc *fictive*, mais même si elle est pour ainsi dire imperceptible, elle indique suffisamment néanmoins qu'*il ne peut y avoir passage direct de l'étranger au national et que pour pouvoir être dit «national» il faut être déjà un peu français*, c'est-à-dire «*naturalisé*» [28].

Ce mode d'acquisition est tout à fait différent des autres. Il ne s'agit pas de faire la preuve d'un lien quelconque avec la nation, mais de faire *comme si* il en existait un. Sur quoi est fondé ce *pseudo-lien* ? Les conditions et les procédures de la naturalisation l'indiquent clairement.

Conditions et procédures

La condition primordiale et nécessaire a toujours été la

27. L'art. 59 dans l'Ordonnance de 1945 ajoutait : «ou d'une réintégration». Or dans la loi de janvier 1973, la réintégration ne figure plus ici à ce chapitre mais à celui «de la perte, de la déchéance et de la réintégration...», et la formulation de l'art. 97, §.2, est comme inversée «La réintégration...résulte d'un décret ou d'une déclaration...»

28. La loi du 26 juin 1889, modifiant notamment l'art. 8 du *Code civil*, met bien en avant cette «catégorie» des «étrangers naturalisés» : «Sont Français : 1, 2, ...5, les étrangers naturalisés.» De même, la loi du 10 août 1927, art. 6 : «Acquièrent la qualité de Français les étrangers naturalisés.»

résidence en France, non seulement à la signature du décret, mais pendant un certains nombre d'années précédant la demande, le législateur en modifiant la durée selon les nécessités conjoncturelles. Actuellement le nombre est de cinq ans, mais il a varié de dix à un [29] selon les époques.

Lien avec le sol, c'est le fondement le plus «naturel», au sens de la nature milieu physique et géographique, et donc d'une certaine idée de la nation-territoire. Si le lien de naissance n'y est pas, celui de résidence pourra, avec le temps, faire illusion. Cela reste néanmoins un lien externe et, à lui seul, il est insuffisant.

L'intéressé doit montrer une *assimilation «aux moeurs et aux usages* de la communauté française» notamment *«par une connaissance suffisante, selon sa condition, de la langue française»* [30]. Au milieu physique doit donc s'ajouter le milieu culturel.

Condition nécessaire mais pas suffisante. Pour être naturalisé, l'étranger doit justifier d'une *bonne qualité.* L'âge minimum requis (dix-huit ans actuellement) montre qu'il faut être parvenu à l'âge adulte moralement comme physiquement.

La condition de «bonnes vie et moeurs», qui fait d'ailleurs l'objet d'une enquête [31], assure la qualité *morale*. Cette condition est apparue très tôt dans la législation (1848), tandis que celle de santé ne date que de 1945.

La qualité *physique* - et mentale - du postulant doit être certifiée. Les termes de l'article n'en dissimulent pas

---

29. Au moment le plus «ouvert», Constitution de 1791, simple fixation de domicile.

30. Art. 69 instauré avec l'Ordonnance de 1945. L'estimation du degré d'assimilation fait l'objet d'un procès-verbal après comparution de l'intéressé devant l'autorité compétente (art. 30, décret du 10 juillet 1973).

31. Art. 68 du Code et art. 30 du Décret du 10 juillet 1973. Exigence présente aussi pour les autres modes d'acquisition, puisque «le Gouver indignité et défaut d'assimilation», art. 39, 46, 57. Et, dans le même esprit, empêchement pour condamnation pénale, art. 79.

l'esprit : le document «doit obligatoirement spécifier si l'intéressé est exempt de toute infirmité et de tout vice de constitution, s'il n'est pas atteint de tuberculose, de maladie vénérienne, ni d'aucune affection mentale et s'il n'est pas toxicomane» [32]. Une actualisation minimale y ajouterait sans doute le sida.

A la sélection, prévention, mesure de protection, s'ajoute la sélection, *élitisme*. L'idée de *services rendus* ou d'*apports intéressants* de la part de l'étranger est présente très tôt dans les textes (1802). Elle se traduit par une réduction importante de la durée minimale de la résidence, voire par sa suppression. Ainsi, dans les textes actuels, le *stage* (le terme met bien l'accent sur l'idée d'apprentissage et d'épreuve) peut être réduit à deux ans pour l'étranger «qui a accompli avec succès deux années d'études supérieures en vue d'acquérir un diplôme d'enseignement supérieur français», ou «qui a rendu ou qui peut rendre par ses capacités et ses talents des services importants à la France» ; il peut même être supprimé pour celui «qui a rendu des services exceptionnels à la France ou celui dont la naturalisation présente pour la France un intérêt exceptionnel» [33]. Les textes parlent d'eux-mêmes.

Etre Français, *«ça se mérite»,* ce slogan qui sert de cheval de bataille contre l'acquisition plus ou moins automatique à laquelle conduisent certains des autres modes, s'applique, à notre avis, particulièrement bien à la *naturalisation*. Notions de mérite, de récompense, d'accession au Bien, à la Vérité, etc..., tout cela, qui n'est pas sans rappeler l'esprit des conversions religieuses, montre que l'idée de nation «naturellement» vertueuse, rationnelle et la meilleure, n'est pas si loin. La *déchéance,* qui est le terme particulier employé pour la «perte» de la nationalité lorsque celle-ci a

---

32. Art. 71 du Code mais surtout art. 32 du Décret du 10 juillet 1973. L'Ordonnance de 1945 stipulait «être sain d'esprit» ; et l'art. 70, «ne pas être une charge ni un danger pour la collectivité», a été supprimé en 1959.

33. Art. 63, 64 du Code.

été acquise (que ce soit par naturalisation ou par les autres modes [34]), va bien dans ce sens, et le fait de *ne pas motiver les refus* [35]est aussi la marque d'une souveraineté absolue qui n'a de comptes à rendre à personne. La naturalisation est un honneur ou une «faveur» [36], non un droit.

Ni étranger ni national

Ce qui ressort des textes juridiques pourrait se résumer de la façon suivante : *l'étranger naturalisé* est celui qui est reconnu bon - ou du moins acceptable - pour le national, parce qu'il *n'est plus un étranger.*

Est-il pour autant un national ? On dit aussi un *Français naturalisé,* et l'adjectif là encore marque bien une certaine négation : un Français naturalisé *n'est pas véritablement un Français* (seuls le sont ceux d'«origine»). Nous dirons que c'est «une *espèce de Français*», c'est-à-dire une *catégorie indéfinissable si ce n'est par la négation de celle à laquelle elle se réfère* [37]. En témoignaient dans les faits, jusque très récemment (1983), certaines «incapacités» temporaires propres aux naturalisés [38].

---

34. Art. 98 et 99 du Code.

35. Art. 37, 38, 39 du Décret du 10 juillet 1973.

36. C'est le terme employé par la Commission des Sages chargée du rapport sur le *Code de la Nationalité.* Cf. *Etre Français aujourd'hui et demain,* 1, Paris, UGE, 1988. Jacqueline Costa-Lascoux emploie le terme de «privilège» : cf. *De l'immigré au citoyen,* Paris, La Documentation Française, 1989, p.125.

37. Cf. plus haut p.47sq.

38. Seul demeure l'art. 80 modifié : «La personne qui a acquis la nationalité française jouit de tous les droits et est tenue à toutes les obligations attachées à la qualité de Français», alors qu'avant il se poursuivait : «...sous réserve des incapacités prévues à l'art. 81 du présent Code ou dans les lois spéciales». De ces incapacités, la loi du 17 juillet 1978 n'en maintenait plus qu'une : «Pendant un délai de dix ans à partir du décret de naturalisation, l'étranger naturalisé ne peut être investi de fonctions ou de mandats électifs pour l'exercice desquels la qualité de Français est nécessaire.» La contradiction sur la «qualité de Français» est pour le moins surprenante. Les art. 81 à 83 ont été abrogés par la loi du 8 décembre 1983.

A l'identité qu'il perd, l'étranger, qui n'en est plus un, n'en substitue pas vraiment une autre. Ni étranger ni national, mais les deux en même temps, ce qui est impossible, du fait de la logique binaire qu'instaure l'appartenance à une nationalité. Etranger *et* national, aussi *inconciliable* que mort *et* vivant, à moins précisément d'avoir recours à l'artifice, la naturalisation, pour donner l'*apparence du national*.

L'opération d'ailleurs est plus ou moins réussie, et des *défauts* révèlent souvent l'artifice. Le plus repérable est sans doute le nom (et même le prénom) : une consonance trop étrangère risque de détonner. Qu'à cela ne tienne, la législation a prévu : la *francisation* du nom peut se demander en même temps que la naturalisation [39]. Deux autres défauts sont plus difficilement dissimulables. Ainsi en est-il de la *langue*, car même si les nationaux ne parlent pas leur langue de façon impeccable, les fautes ne sont pas les mêmes ! A la langue s'ajoute bien entendu l'accent. Toutefois le niveau socioculturel et le temps risquent d'en avoir raison, alors que le faciès, le *type* physique, restera un défaut irrémédiable, au point d'être même considéré comme tel pour de véritables nationaux [40].

En un mot, l'opération est réussie quand tombe le verdict : on ne dirait pas un étranger. En revanche, ce sont précisément ces défauts qui servent de point d'ancrage pour signifier l'exclusion, lorsque le naturalisé ne se comporte pas comme l'entend le national : il n'est plus alors qu'«un *espèce d'étranger*» [41].

---

39. Loi du 25 octobre 1972.

40. Ainsi, comme le font remarquer F. Guattari et G. Donnard : «Toutes les personnes, y compris de nationalité française, qui sont ressenties comme «étranges», parce qu'elles ne «bénéficient» pas de la couleur de peau qu'on attribue à nos ancêtres prétendument gaulois, ou de l'accent parisien standard avec lequel on est censé parler notre langue». «Nationalité et citoyenneté», in *Le Monde* du 9 février 1988, p. 2. Cf. aussi plus haut p.59 note 51,à propos de certaines décisions judicaires sur les contrôles d'identité.

41. Cf. pour la distinction «un (une) *espèce de...*», plus haut p.39sq.

Ni mort ni vivant

L'artifice, l'opération, l'apparence : l'analogie qui est évidemment là sous-jacente, entre l'acquisition de la nationalité et l'empaillage, a un aspect quelque peu provocateur, mais aussi révélateur. Ni étranger ni national ne correspond-il pas au fond à ni mort ni vivant ? Ou, pour dire les choses autrement, une certaine mort n'est-elle pas le prix à payer de la naturalisation ?

A la dérivation métonymique vient ainsi se combiner la dérivation métaphorique, réduisant encore un peu plus la distance qui sépare les deux sens du mot naturalisation : dans le terme même, le vidage du contenu du premier sens permet au second de s'y substituer, tout en gardant, bien entendu, l'apparence du premier.

Pour *empaillé* qu'il soit, le terme cependant n'est pas encore destiné au musée de la langue, car si les modalités de l'acte peuvent être révisées, sa désignation, elle, n'est jamais remise en cause. Sa *fonction*, sans aucun doute, demeure trop importante et trop vivace.

C. Quand dire c'est plus que faire

C'est bien en effet la fonction du terme naturalisation lui-même qui importe car, à y regarder de près, c'est le *dire* qui ici fait *tout*. Dans les faits, le décret de naturalisation ne fait rien de plus que d'accorder la nationalité, tout comme les autres modes. Dans ceux-ci, cependant, les conditions de l'acquisition sont séparables de l'idée de nationalité. Le mariage, par exemple, s'il est un mode possible d'acquisition, demeure un acte distinct de celui de la nationalité, qui n'en est qu'une conséquence possible (même si, pendant un temps, il entraînait de façon quasi automatique la nationalité du conjoint).

La *naturalisation,* en revanche, est *inséparable de l'idée de nationalité*, puisqu'elle est en même temps condition de l'acquisition et acquisition de la nationalité. Elle en est d'ailleurs tellement le synonyme qu'elle finit par désigner bien souvent la nationalité acquise (même s'il n'y a pas naturalisation *stricto sensu*), par opposition à la nationalité d'origine. Ainsi, loin de tomber en désuétude, comme aurait pu y conduire l'inadéquation du lien entre naturel et national, le terme de naturalisation atteint même une dimension générique.

Force du dire plus que du faire. Si le terme de naturalisation *dit plus qu'il ne fait,* c'est qu'à travers lui transparaît, à la manière d'un lapsus, la marque de l'inconscient. Sa fonction serait alors de *faire savoir* ce que l'inconscient sait et que le conscient, lui, ne veut pas savoir.

Une impossible transformation

Ainsi en est-il tout d'abord avec la *fiction* instaurée par le texte juridique lui-même : fiction d'une *alternative* et fiction d'une *temporalité*.

Par l'acte de naturalisation, il y a substitution d'un statut à l'autre[42]. La naturalisation transforme l'étranger en national ; elle le fait passer *d'une espèce à l'autre*, en effectuant une coupure totale entre les deux.

Telle est du moins la logique qu'elle veut imposer. Mais l'inconscient, lui, sait qu'il n'y a pas véritable *alternative*, pas plus que véritable substitution. Le naturalisé, s'il est censé ne plus être un étranger, n'est pas pour autant vraiment un national : ni étranger ni national, ni mort ni vivant, étranger *et* national, mort *et* vivant. La logique de l'inconscient, précisément, ne connaît pas l'alternative, pour elle il n'y a pas de «*ou bien...ou bien*», il n'y a que la coordination ou la juxtaposition «*et...et*». Les représentations qui dans la logique du conscient sont inconciliables et s'excluent l'une l'autre, dans celle de l'inconscient se

42. Les «incapacités temporaires» qui ont été supprimées (cf. plus haut note 38), ne faisaient en fait que confirmer cette finalité d'une substitution totale.

juxtaposent l'une à l'autre.

Et c'est bien parce qu'il n'y a pas véritable transformation que l'étranger naturalisé passe, au gré des louanges ou des reproches, d'«une *espèce de national*» à «un *espèce d'étranger*».

Il en est de même avec la fiction d'une certaine *temporalité*, à laquelle tente de faire croire le texte. Ainsi la phrase : «l'acquisition de la nationalité...*résulte* de la naturalisation...» donne l'illusion de la naturalisation comme étape préalable à l'acquisition de la nationalité, alors qu'il n'y en a aucune et qu'il y a au contraire simultanéité et même confusion des deux actes en un seul.

Le mot naturalisation lui-même, avec le suffixe ou la dérivation *-sation*, renvoie à l'idée de processus impliquant par là même une durée, alors qu'il s'agit d'un état (ce qu'indiquait bien en revanche le terme de «naturalité»).

Là encore l'inconscient n'est pas dupe. La seule représentation de la temporalité qu'il connaisse est celle de la *simultanéité*, or c'est celle que la naturalisation met précisément en oeuvre. Mais le passage instantané, direct, sans étape, du statut d'étranger à celui de national, est en effet sans doute trop brutal pour que le conscient puisse l'admettre, aussi tente-t-il d'y introduire subrepticement l'illusion d'une étape - d'autant plus que la simultanéité, en annihilant l'idée même de passage et de transformation, ne ferait que renforcer celle de la juxtaposition étranger-national que, encore une fois, le conscient ne peut supporter.

Une impossible légitimité

Force du dire. Plus on s'évertue à comprendre ce *terme de naturalisation*, plus on voit à quel point il est *subtil*. Subtil, au sens de ce qui est difficilement perceptible et se dérobe, mais subtil aussi au sens de ce qui est habile et ingénieux pour s'insinuer.

La subtilité, ici, tient à la référence au mot *naturel*, contenu, comme radical, dans le terme naturalisation :

subtilité tout à la fois de la dérobade et de l'insinuation.

La dérobade, car s'il est fait référence au naturel, c'est pour mieux marquer la distance qui l'en sépare, et c'est le suffixe *-sation* qui s'en charge. Naturel renvoie à la naissance, à l'origine, or les naturalisés sont justement ceux qui ne sont pas naturels, ceux qui ne sont pas nationaux de naissance, d'origine, de souche (la dimension générique prise par le terme naturalisation pour désigner la nationalité acquise en est le reflet). Pas naturels, ils ne peuvent donc pas non plus être légitimés. C'est bien la raison pour laquelle le parallèle avec la légitimation d'un enfant ne tient pas : pour être légitimé, l'enfant doit être naturel.

L'insinuation, car la référence au *naturel* demeure néanmoins, puisque le mot constitue le *radical* du terme naturalisation et que c'est lui qui est utilisé et pas un autre. Elle apparaît ainsi comme une sorte de fixation sur ce caractère fondamentalement illégitime (ce que ne ferait pas par exemple le terme de «légitimisation» celui-ci risquant en revanche de voir accepter la chose avec le mot).

La légitimité, à laquelle la naturalisation veut faire croire, est ainsi contestée de deux côtés à la fois : le fait de *ne pas être naturel* parce que n'étant pas de naissance ou d'origine, et le fait d'*être naturel*, c'est-à-dire illégitime. Ce qui est ainsi marqué c'est tout simplement qu'il n'y a *pas de légitimité possible pour le naturalisé.*

Une impossible place

Force du dire, ce qui transparaît ainsi, ce n'est donc pas l'indication d'une place à part, différenciée de celle du national, comme veut y faire croire la désignation «français naturalisé» ou «étranger naturalisé», mais tout au contraire la signification d'une *non-place* : ni étranger ni national.

Espèce indéfinissable en tant que telle, mais créée de toutes pièces pour jouer le jeu de la différenciation, tout en laissant percevoir une indifférenciation fondamentale.

Ne pas avoir de place propre, déterminée, c'est bien en effet ce qui conduit le naturalisé à *être indifférencié* dans l'un ou l'autre camp, l'une ou l'autre espèce : rejeté - comme mauvais objet - dans celle de l'étranger («un *espèce d'étranger»)* ou englouti, absorbé - comme bon objet - dans celle du national («une *espèce de national»).*

Injure du sang, injure du sol

Droit du sang, droit du sol : comment alors ne pas voir que ce qui résonne en effet pour l'un comme un *droit*, comme des lois de préservation, sous-entend en fait pour l'autre, celui dont il s'agit de se protéger, une *injure* : injure du sang (impossible transformation, impossible légitimité) et injure du sol (impossible place) ?

Pourtant, *deux objections* viennent immédiatement à l'esprit, à l'encontre de ce rapprochement.

- La *première* tient au caractère actif et volontaire de la naturalisation : elle se demande, elle n'est pas imposée. C'est l'étranger qui *demande à être naturalisé*, c'est lui qui *veut se faire naturaliser* (l'opposition de l'activité et de la passivité dans la formulation est frappante).

Au strict point de vue où se situe notre étude - celle du terme et non des protagonistes - c'est évidemment le *rôle de la demande* qui ici nous intéresse et non la demande elle-même, car, pour passionnante que soit cette dernière, elle nécessiterait une investigation d'un tout autre ordre (clinique notamment).

S'il y a demande, c'est qu'il n'y a ni pouvoir ni droit (les autres modes d'acquisition ne se demandent pas, ils se déclarent), et la souveraineté absolue et discrétionnaire de la décision en est une confirmation. La demande est la sollicitation d'une «faveur». Le demandeur est *objet* de la demande, comme il l'est de la décision.

Ainsi, subrepticement, *sous le rôle apparemment actif* de la demande, se glisse la *position passive* du demandeur, position qui dépasse ce cadre restreint de lanaturalisation,puisqu'elle est en quelque sorte constitutive de toute demande et qu'elle implique même, comme Daniel

Lagache l'a particulièrement noté, une dimension sado-masochique: «La position du demandeur [dit-il] est, virtuellement, une position de persécuté-persécuteur, parce que la médiation de la demande introduit nécessairement des relations sado-masochiques du type domination-soumission qu'implique toute interférence du pouvoir» [43].

La demande, en faisant croire, là encore, à l'aspect actif, joue ainsi le jeu du conscient, le jeu de l'illusion du changement de statut, de la transformation et de la substitution. L'identification est ici apparemment active, mais demander de resssembler, ce n'est pas ressembler, demander d'appartenir ce n'est pas appartenir. «Naïveté, dit Daniel Sibony, de se croire *assimilé* du seul fait qu'on désire l'être, sans se soucier des grincements gênants chez les prétendus *semblables*» [44].

- *Deuxième objection* : l'identification avec l'espèce assimilatrice (le national) est associée à une *valeur positive*, et non pas négative comme avec l'injure.

La demande, là encore, joue son rôle : elle confirme notamment l'idée que si l'étranger veut changer de «nature», c'est que la sienne est mauvaise et qu'il convient de la rejeter. En revanche, celle qui est choisie est forcément bonne, et sans doute même la meilleure. Les choses sont claires : l'assimilation ne peut être admise qu'au prix d'un *clivage du naturalisé*.

Comment alors ne pas reconnaître qu'ici aussi, et en dépit de la valeur positive liée à l'assimilation, l'identification entraîne, tout comme dans l'injure, la négation tant de l'individualité que de l'individuité ? Le naturalisé est en effet *doublement nié* : identifié, assimilé au national, il ne l'est que pour une partie de lui-même, qui pourtant devient représentante du tout, et annihile alors l'autre partie constituante de son individualité. Mais de plus, non-identifié,

---

43. D. Lagache : Situation de l'agressivité, in *Oeuvres IV : Agressivité, structures de la personnalité*, Paris, PUF, 1982, p.158.

44. D. Sibony : *Ecrits sur le racisme*, Paris, Christian Bourgois, 1988, p.38.

non reconnu en lui-même, il n'est défini que par référence à l'une ou l'autre «nature», l'une ou l'autre «espèce», il n'est donc qu'un «possible» qui n'a pas d'existence propre.

Lois de préservation de l'espèce : le danger n'est en effet pas écarté pour autant. Le demandeur, encore une fois, est celui qui n'a pas de droits, l'illégitime, l'intrus, celui qui fait se poser la question : que peut-il bien vouloir ?

Il faut peut-être inverser les termes ou tout simplement les dialectiser : être assimilé par l'autre ou assimiler l'autre? S'identifier à l'autre ou identifier l'autre à soi ? Etre naturalisé ou naturaliser ? Etre «empaillé» ou «empailler» ? Qui est l'*objet* de l'autre ? La problématique est de taille, et le rôle de la demande, dans cette dialectique, prend une tout autre signification.

Toujours est-il que le risque du mélange (de la peste) est, là encore, trop grand pour qu'avec l'*illusion de l'assimilation* ne soient pas édifiées simultanément, *in statu nascendi*, des *frontières* : celles précisément qu'instaure, dans le mot lui-même, la *naturalisation*. Et c'est bien pour cela qu'il se situe au-delà du «quand dire c'est faire», au-delà du mode performatif, car ici : *il ne fait que dire*, mais il le dit très bien.

Ce que met ainsi en évidence le rapprochement entre les deux sens du terme (même s'il ne peut se faire qu'avec la langue française et qu'il profite d'un jeu sur les mots), c'est le constat d'un même *déni* : celui de croire, dans un cas, à une transformation biologique - à la substitution d'un lien de sang à un autre - que l'on sait impossible, et dans l'autre, au maintien de la vie malgré la mort. Dans un cas c'est le mot qui donne l'illusion d'un même sang, d'une même nature, dans l'autre, c'est la technique de l'empaillage qui donne l'illusion du vivant.

Mais comment pourrait-il en être autrement, puisque dans un cas comme dans l'autre, il s'agit de créer l'illusion de la vie à partir de la réalité de la mort ? N'est-ce pas alors en effet une de ces «*questions folles*» que, selon Pierre Legendre, «le droit aborde, tout comme la psychanalyse» ?

L'exemple qu'il donne de celles-ci résonne en tout cas ici de façon saisissante : «La question de savoir à quelles conditions le pouvoir légitime peut *changer la nature des choses (rerum naturam immutat)*. Par exemple : *mortuum vivificare*, mot à mot *faire qu'un mort soit vivant*» [45].

---

45. P. Legendre : *L'inestimable objet de la transmission*, Paris, Fayard, 1985, p.375, note.

2

LA TOLERANCE ET SON SEUIL

La notion de *seuil de tolérance* ne relève pas aussi directement des principes du droit du sang et du droit du sol que de celle de la naturalisation, même si elle en est une conséquence indéniable. Elle n'a pas trait non plus à un problème fondamental comme l'est celui de la nationalité. C'est une expression récente liée à un phénomène plus sociologique et plus conjoncturel, qui est celui de l'immigration. Elle ne bénéficie donc pas plus de l'assise juridique que de l'ancienneté.

Elle y gagne en revanche la force de l'actualité et le privilège d'être comprise par tous, au point même qu'elle finit par désigner à elle seule le phénomène auquel elle se rapporte et qu'il n'est pas besoin de préciser de quoi il s'agit : seuil de tolérance = immigration. Il serait même tentant de transposer la réponse qu'aurait faite Paul Claudel[46] (à un ami qui lui avait posé la question : «mais que faites-vous de la tolérance ?») : «La tolérance ? il y a des maisons pour cela», en : «...il y a un seuil pour cela», l'adaptant ainsi à notre époque, même si évidemment on n'y retrouve pas l'humour du contraste entre la connotation morale de la question et l'allusion libertine de la réponse.

D'aucuns cependant n'ont pas manqué de dénoncer le caractère inadéquat, sinon illusoire ou même trompeur, de cette notion. Que ce soit, par exemple, Robert Solé qui, dans un article intitulé «L'intolérable seuil», en explique

46. Cf. A. Chouraqui : *L'amour fort comme la mort*, Paris, Robert Laffont, 1990, p.407.

l'emploi faussé : «Ce terme avait fait son apparition en France dans les années 70, inspiré du *tipping point* (seuil critique) utilisé aux Etats-Unis, après la première guerre mondiale, au sujet des Noirs. Il ne concerne pas un pays dans son ensemble, mais des situations locales. C'est une notion séduisante, en raison même de sa simplicité. Trop simple, justement...» [47]. Ou encore, Alain Minc qui le désigne comme un «mythe» et en décrit ainsi la distorsion avec la réalité : «Au départ, une vraie interrogation qui touche à l'apparition des ghettos à l'américaine à la périphérie des grandes villes. A l'arrivée, une notion qui met en cause les relations fondamentales de la population immigrée avec la société française puisqu'elle suppose implicitement qu'il s'agit de deux groupes qui ne se mélangent pas, aux frontières intangibles, puisque symbolisées par un chiffre...» [48].

Qu'il y ait un problème réel, l'un et l'autre ne manquent évidemment pas pour autant de l'affirmer. «La sagesse voudrait qu'on bannisse le terme trompeur et insultant de seuil de tolérance...pour s'attaquer de manière résolue à des situations qui lui donnent une apparence de crédit», préconise l'un [49]. «Le problème n'est pas arithmétique - le seuil - mais social, le traitement, local [...] cela n'a rien à voir avec l'idée d'un seuil global, elle, dénuée du moindre fondement pratique, théorique ou philosophique», souligne l'autre [50].

Mais ce qui nous intéresse ici, ce n'est pas, malgré l'acuité de la question, l'inadéquation de la notion par rapport à une politique de l'immigration, c'est celle des *termes eux-mêmes*, en tant qu'ils forgent une expression à la limite du contresens et qui pourtant *dit* bien ce qu'elle veut faire entendre.

---

47. R. Solé : «L'intolérable seuil» in *Le Monde*, 31 mai 1990, p.9. «Notion trop simple», mais tout autant : «notion tordue», «pseudo-scientifique et parfaitement désagréable».

48. A. Minc : «Le mythe du seuil de tolérance» in *La vengeance des nations*, Paris, Grasset, 1990, p.175.

49. R. Solé, *op.cit.*

50. A. Minc, *op.cit.*

Aussi commencerons-nous par poser la question de la signification de l'expression, en dehors de ce contexte particulier (si cela est encore possible), et même en dehors de tout contexte.

Qu'est-ce qu'un seuil de tolérance ?

Le seuil...

C'est le pas de la porte, l'entrée, la dalle qui, lorsqu'on la franchit, vous fait pénétrer à l'intérieur d'un lieu. C'est donc une zone limite, une frontière entre le dehors et le dedans, avec cependant cette propriété qu'elle ne s'emploie a priori que pour le passage du dehors vers le dedans : «passer le seuil» signifie entrer ; «rester sur le seuil», ne pas entrer ; mais lorsqu'on sort d'un lieu, on ne dit pas que l'on passe le seuil. De même, au sens figuré, si l'enfant est au seuil de la vie, le vieillard, lui, est au seuil de la mort, et quand il meurt on ne peut pas dire qu'il franchit le seuil de la vie.

Il s'agit donc au départ d'une *limite spatiale* avec cependant l'idée sous-jacente d'un *niveau inférieur ou minimal* [51] permettant un passage d'un lieu à un autre d'un niveau supérieur, et avec aussi une certaine connotation d'irréversibilité.

Sous l'influence, semble-t-il, de la psycho-physiologie, cette limite, de spatiale, va devenir *quantitative*, tout en conservant néanmoins cette propriété d'un niveau minimum : «Point où un stimulus atteint le minimum nécessaire pour déterminer une réponse. *Seuil d'audibilité. Seuil différentiel*, la différence minimale qui peut être sentie entre deux valeurs d'un stimulus» [52]. Reste que dans d'autres domaines une certaine ambiguïté est présente dans les définitions

---

51. 1) «Dalle ou pièce de bois formant la partie inférieure de la baie d'une porte»...Au figuré : entrée, commencement. 2) «Pièce formant la partie inférieure d'une ouverture et sur laquelle vient s'appliquer l'élément mobile. Seuil d'une vanne». *Le Petit Robert.*

52. *Ibidem.*

elles-mêmes, et il n'est pas toujours facile de déterminer si le seuil désigne un minimum ou un maximum [53].

L'ambiguïté tient sans doute à ce que, même s'il s'agit d'une limite minimale, c'est le fait de l'atteindre - donc la limite maximale, le «à partir de» - qui détermine la réaction ou le franchissement. Le seuil d'audibilité, par exemple, c'est le minimum d'intensité de son que la personne réceptrice est susceptible d'entendre ; mais on peut inverser les termes et dire que c'est le maximum d'intensité nécessaire pour que telle personne le perçoive. Tout dépend à vrai dire de quel côté l'on se place.

L'ambiguïté se double du fait que, dès qu'on parle de limite précisément, il est souvent bien difficile de n'y voir qu'un seul sens, qu'une seule direction, celle de l'entrée mais non celle de la sortie, si ce n'est évidemment la seule véritablement irréversible, la limite de la vie.

...de tolérance

D'évidence, il ne s'agit pas ici de la notion disons philosophique de *la* tolérance. Il n'est pas moins évident que c'est ce mot qui est employé et pas un autre (on pourrait avoir par exemple : le seuil du tolérable, ou même le seuil tolérable). Le mot tolérance résonne précisément d'une tout autre manière, sensiblement chargée de fortes connotations philosophico-religieuses.

Mais en dehors de cet aspect, il vaut la peine de s'arrêter - ne serait-ce que brièvement et en ne tenant compte que des définitions élémentaires données par les dictionnaires les plus courants [54] - sur la signification première du mot tolérance, à savoir : le fait de tolérer.

53. En physique par exemple : «Limite inférieure (ou, très rarement, supérieure) au-delà de laquelle un phénomène physique ne provoque plus d'effet donné». En physiologie : *Seuil d'élimination*, concentration au-dessus de laquelle une substance du sang passe dans l'urine». En économie : «Niveau d'un facteur variable dont le franchissement détermine une brusque variation dans une série». *Ibidem.*

54. Nous nous en tiendrons au *Petit Robert.*

Tolérer, du latin *tolero* : supporter un poids, une charge, un fardeau, pour ainsi dire physiquement, n'en retient principalement qu'un sens figuré, ou transposé au plan moral : «supporter avec indulgence (ce que l'on trouve désagréable, injuste)» ; «Tolérer quelqu'un, admettre sa présence à contrecoeur ; supporter quelqu'un malgré ses défauts». Le plan physique ne se retrouve que dans l'emploi médical, où tolérer signifie : «supporter sans réaction fâcheuse (en parlant de l'organisme)». Une autre dimension intervient cependant où, à d'idée de poids ou de charge, se substitue celle de norme, de règle ou de droit, et où tolérer n'est plus tant supporter que laisser faire, ne pas interdire : «Laisser se produire ou subsister (une chose qu'on aurait le droit ou la possibilité d'empêcher)» ; «Considérer avec indulgence (une chose qu'on n'approuve pas et qu'on pourrait blâmer)».

De *tolérer* à *tolérance*, il semble bien pourtant que ce soit cette dernière dimension qui l'emporte. Les différents sens du mot tolérance sont en effet les suivants : 1) «Le fait de tolérer, de ne pas interdire ou exiger, alors qu'on le pourrait ; liberté qui résulte de cette abstention.» 2) «Aptitude qui consiste à admettre chez autrui une manière de penser ou d'agir différente de celle qu'on adopte soi-même.» 3) «Le fait de respecter la liberté d'autrui en matière de religion, d'opinions philosophiques, politiques.» 4) En médecine : «Aptitude de l'organisme (variable suivant les sujets et les circonstances) à supporter sans symptômes morbides l'action d'un médicament, d'un agent chimique ou physique déterminé, etc.» 5) D'un point de vue technique : «Limite de l'écart admis entre les caractéristiques réelles d'un objet fabriqué ou d'un produit et les caractéristiques prévues. Marge de tolérance.»

Ainsi, de *tolérer* à *tolérance*, le poids du fardeau à supporter s'est transformé en vertu pour celui qui supporte. La tolérance sait en quelque sorte «faire contre mauvaise fortune bon coeur».

Mais ce qu'il y a peut-être de plus intéressant - en tout cas pour notre propos - c'est que l'un comme l'autre instaurent en fait une *limite* entre celui qui tolère et ce qui est toléré : limite *quantitative* (le poids, l'idée de supporter) mais surtout limite *qualitative* qui, si l'on y regarde de plus près, renvoie plus fondamentalement encore à une limite *spatiale*.

Celui qui tolère ne se caractérise-t-il pas, selon les différentes définitions, par son «indulgence», son «aptitude à supporter, à admettre», son renoncement à interdire, empêcher ou même blâmer, alors qu'il le pourrait ?

Tandis que *ce (ou celui) qui est toléré*, n'est-ce pas ce que l'«on trouve désagréable, injuste», ou qu'«on n'approuve pas», quelqu'un qu'«on admet à contrecoeur», «malgré ses défauts», malgré «une manière de penser ou d'agir différente de celle qu'on adopte soi-même» ? N'est-ce pas ce que l'on pourrait interdire, empêcher, blâmer ? N'est-ce pas ce qui risque de provoquer des «symptômes morbides» ? N'est-ce pas enfin un «écart» par rapport à des normes de fabrication d'un objet ? etc. etc.

La limite est donc bien nette entre ce qui, d'un côté, est marqué en quelque sorte du signe *négatif*, situé à l'*extérieur* des normes - ce qui est toléré - et de l'autre côté, ce qui est investi du signe *positif*, situé *à l'intérieur* - celui qui tolère - et dont dépend précisément l'entrée de ce qui est au dehors.

Avec l'expression *seuil de tolérance* combinant les deux termes, que se passe-t-il ?

En dehors de tout contexte et compte tenu des définitions données, cela devrait signifier le minimum de cette «aptitude» à supporter de bon coeur ce que l'on a du mal à admettre, ou pour reprendre le sens premier de seuil : l'entrée dans (ou le commencement de) la tolérance.

Or dans le contexte actuel où l'expression est utilisée, c'est-à-dire s'agissant de l'immigration, le seuil de tolérance signifie au contraire : le maximum de l'aptitude à supporter, la sortie (ou la fin) de la tolérance.

Cette inversion de sens, pourtant, n'est pas due au seul contexte, elle est tout simplement permise du fait de l'ambiguïté dans l'emploi du mot seuil, à savoir que *tout dépend de quel côté l'on se place*, du côté du stimulus ou du côté du récepteur (dans son aspect quantitatif), du côté de ce qui est à l'extérieur ou du côté de celui qui est à l'intérieur (dans son aspect spatial).

Dans le contexte médical, par exemple, notamment en toxicologie, le seuil de tolérance peut s'entendre aussi bien comme celui du médicament - son caractère nocif ou toxique ne devenant tolérable que lorsque celui-ci est réduit à une dose minimale - que comme celui de l'organisme récepteur - il correspond alors à la dose maximale (de toxicité) de ce médicament que tel organisme peut supporter.

En fait, pour que le minimum soit du côté de l'élément externe et le maximum du côté du récepteur, un autre facteur doit être pris en compte, qui est celui de la valeur, positive ou négative, de ce qui est à mesurer. Avec le mot tolérance cette valeur est d'emblée négative, et l'opposition, tant qualitative que spatiale, est nettement signifiée. L'inversion devient ainsi pratiquement automatique : le négatif, l'élément externe - ce qui est toléré - doit être réduit au minimum pour être supporté, ce qui pour le positif, l'intérieur, le récepteur - celui qui tolère - correspond au maximum de ce qu'il peut supporter.

Qu'est-ce qui est toléré ?

Ou, pour poser la question autrement : *le seuil de tolérance de quoi ?*

Curieusement, en effet, le mot tolérance semble entraîner avec lui l'ellipse de ce à quoi il se rapporte : si les «maisons de tolérance» sont encore dans les mémoires, et si l'«Edit de tolérance» a encore quelque résonance historique, le moins que l'on puisse dire est que, si l'on ne connaît pas le contexte, la dénomination n'est pas très explicite. Et jusqu'à quand se souviendra-t-on du «seuil de tolérance» ?

Ce mode de désignation fait alors se poser des questions. Ce qui est toléré pèse-t-il d'un tel poids à telle époque pour que le mot tolérance suffise à lui seul à y renvoyer (le culte des protestants, la prostitution, l'immigration) ? Ou bien la désignation elle-même serait-elle trop insupportable ? Ou encore : le risque serait-il trop grand, en prononçant le mot, de reconnaître la chose, de lui accorder un début de légitimité ?

Le mot occulté, *ce n'est plus le fait lui-même qui est toléré mais uniquement ce qui le restreint*, l'enferme, le limite, dans un espace bien circonscrit : *la tolérance* de l'Edit, des maisons, *du seuil* ! En d'autres termes, pour que soit évoquée la tolérance, il faut que simultanément soient instaurées des barrières, des limites précises donnant l'illusion que ce qui est toléré est ainsi maîtrisé ou du moins maîtrisable.

L'édification de telles frontières laissent penser que le danger est proche et la limite...bien fragile. La valeur négative de ce qui est toléré (intrinsèque au mot tolérance) ne risque-t-elle pas de se renverser en valeur positive ? En toxicologie, par exemple, la tolérance ne conduit-elle pas à l'accoutumance, et celle-ci à la dépendance ? Ne mène-t-elle pas à l'acceptation de bon coeur (et non plus à contrecoeur) et, au bout du compte, à l'assimilation par ce qui est toléré, de celui qui au départ tolère ? La séparation des rôles et des places (la limite spatiale) n'est peut-être pas aussi étanche qu'elle en a l'air. La problématique du «qui assimile qui ?» resurgit ici une fois de plus.

Risque d'indifférenciation ou de mélange, risque de voir le *et* inconscient l'emporter sur le *ou* conscient : certes il y a danger. Et puisque la limite qu'instaure le mot lui-même n'est pas suffisante pour y parer, il faut un lieu, un espace, un cadre, permettant d'extérioriser, d'objectiver l'objet de la tolérance, de faire croire qu'on le maîtrise, et de montrer qu'on pourrait l'interdire : un Edit susceptible d'être «révoqué», des maisons dites «closes» mais pouvant être fermées ou supprimées, un seuil qu'il suffit de ramener à un «quota zéro».

Il n'en demeure pas moins qu'en occultant ce qui est toléré et en mettant l'accent sur le mot tolérance (et pas un autre), s'insinue du même coup le sens unilatéral de l'acceptation, à savoir que c'est celui qui tolère qui décide, que c'est de son bon vouloir, de ce qu'il peut supporter, que dépend ce qui est toléré.

Peu importe en fin de compte le seuil de tolérance du

côté du chiffre minimum de ce qui est tolérable, il permet seulement de donner l'illusion d'une solution [55]. Ce qu'il s'agit de faire entendre - et qui y réussit parfaitement - c'est le maximum (et quel qu'en soit le chiffre) que peut supporter celui qui tolère, c'est-à-dire que *sa* tolérance à lui a des limites (comme on dit «ma patience a des limites»).

Mais si le fait que le seuil de tolérance soit atteint indique le danger de son franchissement, n'en suggère-t-il pas moins que ce qui est toléré est encore là où il doit rester, certes à l'entrée mais à l'extérieur, devant la porte, sur le *seuil* précisément ?

L'indésirable ?

En guise de conclusion, et s'il est encore besoin de justifier notre titre *«Injuria sanguinis, injuria soli»,* une seule référence devrait en convaincre.

Il suffit en effet d'ouvrir une fois de plus le dictionnaire à un mot qui, lui, ne relève d'aucune terminologie spécifique, mais appartient au contraire au vocabulaire général et commun. Bien plus, c'est un adjectif formé comme beaucoup d'autres avec le préfixe négatif *in-*, pour lesquels il n'est précisément pas nécessaire d'aller voir les définitions tellement elles sont invariables et aisément reconstituables, du style : *qui n'est pas..., qui ne peut être...*etc.

Il s'agit ici de l'adjectif *indésirable*, dont on peut donc déduire la signification : *qui n'est pas désirable, qui ne peut être désiré.*

Pourtant si par curiosité ou par hasard on consulte un dictionnaire courant des vingt dernières années, on y constate que cet adjectif fait exception. Du terme *indésirable* voici la définition qui en est donnée :

1) «Se dit des personnes qu'on ne désire pas accueillir dans un pays». Etrangers indésirables. Substantif : un indésirable.

---

55. Cf. plus haut p.93 les passages cités de R. Solé et A. Minc.

2) «Dont on ne veut pas dans une communauté, un groupe». Il se sent indésirable parmi les siens. Voir : *Trop. de trop*. Par extension : présence indésirable. On le traite comme un indésirable. Voir: *intrus* [56].

Autrement dit, un des sens possibles est devenu l'unique sens, et le seul critère de ce qui n'est pas désirable est celui de l'entrée dans un pays, une communauté ou un groupe d'un élément étranger, d'une personne qui n'en fait pas partie initialement. L'emploi substantivé, *un indésirable,* désigne ainsi *celui qui* est censé représenter ou personnifier, sinon ce refus, du moins cette réticence, ce non-désir. De l'indésirable en tant que *ce qui* ne peut être désiré, il n'est plus question, il n'y en a même plus trace [57].

Mais allons plus loin, au-delà du caractère univoque et «injurieux» de cette dérivation de sens ; passons d'«un indésirable» à *l'indésirable*. La nuance qu'introduit la substitution d'un article à l'autre est plus importante qu'un simple passage du particulier au général.

L'indésirable renvoie à un contenu qui pour n'être pas défini de façon précise (sans doute même est-il non représentable), n'en est pas moins ressenti comme tel, et dont la valeur négative ne serait plus aussi évidente.

Il ne s'agit pas là de la signification à valeur positive de ces adjectifs formés eux aussi avec le préfixe négatif *in-*, mais qui, étant entendus disons comme des défauts, deviennent, du fait de la négation, des qualités, «incorruptible» par exemple.

Ce n'est pas le cas d'indésirable, le renversement du négatif en positif viendrait ici d'une sorte de dépassement qu'on ne peut rendre que par la négation d'un critère de référence, mais qui en fait correspond davantage à un *trop* qu'à un manque. Ainsi, par exemple, l'adjectif «inestima-

56. *Le Petit Robert*, mais celle du *Petit Larousse*, plus brève, va dans le même sens.

57. Il serait évidemment intéressant de voir à partir de quelle date cette définition s'est imposée jusqu'à oblitérer complètement la plus générale.

ble» signifie certes «qui ne peut être estimé, qui n'est pas estimable», c'est-à-dire qui ne satisfait pas aux critères d'une estimation (et même d'une estime), mais est-ce en moins ou en plus ? L'emploi le plus fréquent est celui d'un plus : un objet inestimable est celui qui dépasse toute estimation.

L'indésirable n'est-il pas tout autant ce qui dépasse l'ordre (il faut ajouter, conscient) du désirable ? N'est-ce pas d'une certaine façon du *trop désirable* ? A la différence d'«inestimable» cependant, le trop, le dépassement, ne concernerait pas tant ce qui ne peut pas être atteint, que ce qui *ne doit pas être désiré*.

Si telle est l'injonction, l'édification de barrières ou de limites est bien là pour minimiser le danger : risque d'indifférenciation et de mélange, que ce soit par le sang ou par le sol, risque d'être l'assimilé au lieu d'être l'assimilant.

Frontières de l'indésirable grâce auxquelles *ce qui ne doit pas être désiré* apparaît comme *ce qui ne peut être désiré*. Frontières de l'inconscient grâce auxquelles *ce qui ne doit pas être conscient* apparaît comme *ce qui ne peut être conscient*.

III

DE L'INTENTION DE NUIRE

Si la spécificité n'est pas celle du particulier, de l'unique et de l'individuel, mais celle du général, du semblable et du collectif, si la «vérité qui blesse» n'est pas celle de l'argument juste, mais celle des relations d'inclusion et d'exclusion qui le sous-tendent, en un mot, si l'injure tient moins à ce qu'elle signifie (du strict point de vue du sens) qu'aux places qu'elle assigne, c'est donc du côté de cet aspect fondamentalement relationnel qu'il nous faut maintenant nous tourner.

Dès qu'on parle d'injure, on ne voit en général que les deux antagonistes : *celui qui injurie* et *celui qui est injurié*. Il n'est pour ainsi dire jamais question d'un troisième personnage (ou, plus abstraitement, d'un troisième rôle), qui est celui du *témoin* (qu'il s'agisse d'un simple tiers ou, plus largement, d'un public).

Pourtant, s'il n'est pas nommé, il n'est pas moins constamment présent, que ce soit, de façon sous-jacente, dans la définition même de la diffamation et de l'injure, dans la notion d'«atteinte à l'honneur et à la considération», ou que ce soit dans la condition de publicité (au sens de lieu public) qui est exigée pour qu'une injure soit sanctionnable, les injures «privées» n'étant pratiquement pas prises en compte en tant que telles.

Il est non seulement présent, mais bien souvent même c'est à ce témoin que le discours s'adresse, l'*injurié* devenant ainsi le *référent*, celui dont on parle (grammaticalement, «à la troisième personne») ; type d'injure que nous avons nommée pour cette raison «injure référentielle» [1], et

1. La distinguant ainsi de l'«injure interpellative» dans laquelle le discours s'adresse directement à l'injurié. Cf. *L'effet injure*, *op. cit.* p.15-39.

qui est la plus courante précisément dans le domaine, public par excellence, de la presse (écrite ou audio-visuelle).

Mais il est un cas extrême, ou plutôt limite, de ce type d'injure, dans lequel c'est celui qui est injurié qui n'est pas présent ou simplement n'a pas connaissance de ce qui se dit à son sujet. Ainsi en va-t-il de nombre de propos plus ou moins malveillants, de critiques, moqueries, médisances, ou encore de conversations banales et quotidiennes sur untel, collègue, voisin, membre de la famille, etc..., dont on peut se demander si le fait que la personne concernée ne puisse les entendre n'est pas la seule raison qui empêche de les considérer comme de véritables injures.

Or de cette situation se rapproche le cas du *trait d'esprit* qui, tout comme l'injure, est à la fois un genre littéraire et un phénomène de la vie quotidienne, et qui le plus souvent s'y mêle, au point que vouloir déterminer s'il s'agit d'une injure spirituelle ou d'un trait d'esprit injurieux revient à se trouver devant la problématique du verre à moitié plein ou à moitié vide.

Si le trait d'esprit semble en effet indissolublement lié à l'injure, au sens où le rire ne peut s'entendre sans son objet, c'est-à-dire au sens de *rire de* quelqu'un ou quelque chose, il y a pourtant un phénomène qui à nos yeux demeure une question : *pourquoi, malgré le caractère injurieux du trait d'esprit, l'effet spirituel l'emporte-t-il sur l'effet injurieux ?*

Cette question, Freud dans son impressionnante étude sur «Le mot d'esprit» [2] (dont on ne peut nier, encore une fois, qu'elle fasse foi en la matière) se la pose bien d'une certaine façon, mais sa réponse fait apparaître une contradiction.

En effet, si tout au long de cet ouvrage persiste bien l'idée de l'injure évitée grâce aux procédés formels, c'est-à-dire grâce aux «techniques» que Freud repère comme étant

2. *Le mot d'esprit et ses rapports avec l'inconscient*, Paris, Gallimard, nouvelle édition (traduction par Denis Messier), 1988.

celles du trait d'esprit, en revanche, du côté des «tendances», ce serait plutôt l'idée inverse qui dominerait, à savoir que le trait d'esprit («tendancieux», il s'entend) non seulement n'éviterait pas l'injure mais s'en nourrirait plutôt, au point de pouvoir être considéré comme relevant d'«une nouvelle technique : celle de l'outrage» [3].

La contradiction cependant n'est pas vraiment choquante car elle renvoie au fond aux deux acceptions que revêt le terme d'injure dans le langage courant : celle d'un *vocabulaire injurieux* (c'est-à-dire des mots, des expressions, des locutions qui, dans une société donnée et à une époque donnée, ont acquis valeur d'injures) et celle de l'*effet*, qu'est certes censée produire l'utilisation de ce vocabulaire, mais aussi bien tout autre moyen.

La deuxième acception est ainsi beaucoup plus large que la première, mais il est vrai que dès qu'on évoque l'injure, c'est le plus souvent la première, celle du vocabulaire injurieux, qui vient à l'esprit, et c'est sans doute aussi celle à laquelle Freud se réfère au départ. Très vite cependant il y mêle la seconde mais avec cette particularité qu'il la tire davantage du côté de l'intention (la «tendance»). L'effet, lui, demeure spirituel et cela malgré, si ce n'est grâce à, l'invective. Freud ne va-t-il pas jusqu'à dire que «l'insulte se produit parce que grâce à elle le mot d'esprit devient possible» [4] ?

Or ce qu'il y a de gênant ici, c'est précisément le passage de l'intention à l'effet. Le trait d'esprit serait possible grâce à l'intention injurieuse qui le constituerait mais dont l'effet injurieux serait évité.

Comment ? Là est précisément la question qui nous intéresse, car si l'injure est évitée malgré l'intention, ce n'est pas tant parce que le trait d'esprit détourne l'emploi de termes injurieux, mais bien plutôt du fait qu'il ne réunit pas les conditions propres à l'injure en tant qu'effet, puisque celui qui est censé être injurié n'a pas connaissance de ce qui se dit à son sujet.

---

3. *Ibidem*, p.198.
4. *Ibidem* p.252.

Telle est en tout cas notre hypothèse qui, grâce à ce cas «limite», devrait nous permettre de voir comment l'*intention de nuire*, qui est inhérente à l'injure [5], peut être sinon supplantée, du moins mise en balance, avec ce qu'on pourrait appeler l'*intention de plaire*, à condition encore une fois d'admettre que le rôle du témoin est au moins aussi important que celui des deux acteurs en titre, injurieur et injurié.

---

5. «Dans l'intention de nuire», c'est bien cette autre dimension essentielle de la définition de la diffamation et de l'injure ; «intention» qu'il est si difficile aux juges d'apprécier et d'évaluer.

1

LE TRAIT D'ESPRIT : UNE INJURE EVITEE ?

Ce qu'il s'agit ici de mettre en question (d'où la forme interrogative : une injure évitée ?), c'est la *place de l'injure dans le trait d'esprit*, et tout particulièrement celle que lui octroie Freud dans cette étude majeure qu'est *Le mot d'esprit et ses rapports avec l'inconscient* [6].

Il n'est pas inintéressant de se livrer, un peu comme le ferait un ordinateur - avec l'exhaustivité et la rigueur en moins, mais avec l'extension au-delà de la seule limite des mots en plus - à un repérage des passages dans lesquels figurent les termes *injure* ou *insulte* (ou encore *invective*). Ils ne sont pas extrêmement nombreux (tout au plus une vingtaine) [7], mais suffisamment pour montrer que Freud se trouve confronté à plusieurs reprises à ce problème du rapport entre injure et trait d'esprit, et cela au fur et à mesure des exemples qu'il analyse, compare et reprend sous différents angles.

Néanmoins, la simple lecture de ces passages permet de dégager assez nettement les trois points de vue à partir desquels la question est abordée. L'un concerne le moyen d'expression utilisé, qui peut être direct ou indirect. L'autre s'intéresse à l'intention (la «tendance») qui sous-tend l'expression. Et enfin le troisième considère le risque de l'effet

---

6. *op. cit.*

7. A titre indicatif, *The Concordance to the Standard Edition of the Complete Psychological Works of Sigmund Freud* (S. Guttman, R. Jones, S. Parrish ; G.K. Hall and Co, Boston, 1980) dénombre 19 fois le terme *insult* y compris ses dérivés *insulted*, *insulting*, *insults*.

injurieux.

Trois points de vue dont on peut tirer schématiquement les conclusions suivantes. *L'injure* serait toujours *présente* dans le trait d'esprit, en tant qu'*intention* (ou «tendance»), mais elle serait *évitée* au niveau de l'*expression*, grâce aux «techniques» du trait d'esprit qui permettent d'éviter l'emploi de termes injurieux, ou, du moins, de les «rattraper» ou de les «justifier». L'intention injurieuse n'empêcherait cependant pas l'effet spirituel, à condition toutefois que certaines circonstances ne le transforment pas en effet injurieux.

Freud ne s'intéresse que très peu à ce risque d'un effet contraire et le traite plutôt en cas exceptionnel. Le nombre des passages relatifs à ce point de vue est significatif puisqu'il n'y en a que trois (et encore en allant au-delà des seuls mots injure et insulte). Nous le laisserons aussi de côté pour l'instant, non pour le marginaliser à notre tour mais bien plutôt pour lui consacrer le second point de cette mise en question, et lui redonner ainsi la place qui lui convient.

A - Freud : de l'injure évitée à l'injure inévitable

On se trouve donc devant la «thèse» : dans le trait d'esprit tendancieux [8], *l'injure serait toujours présente dans l'intention, elle ne serait évitée qu'au niveau de l'expression.*

L'importance des «techniques»

L'approche de Freud se fait en réalité en sens inverse. L'expression ou les «*techniques*», c'est en effet ce à quoi il

---

8. Freud sera amené à revenir sur cette distinction puisqu'il finira par montrer que l'esprit «innocent» lui-même «n'est, à proprement parler, jamais dépourvu de tendance». Cf. plus bas p.127.

s'intéresse en premier, décortiquant les éléments du trait d'esprit comme il avait démantelé le texte manifeste des rêves. Et l'objection, qu'il pressent toute proche, d'avoir voulu retrouver dans le trait d'esprit les mêmes mécanismes que ceux du rêve, et donc d'avoir orienté sa recherche uniquement de ce côté, cette objection, il se la fait lui-même, mais c'est évidemment pour la récuser aussitôt : «Nous prenons comme point de départ le fait que les techniques du mot d'esprit renvoient aux mêmes processus que ceux qui sont connus de nous comme étant des particularités du travail du rêve. Dans ces conditions, il est facile de dire à l'encontre de cela [...] qu'au fond nous ne trouvons confirmées par le mot d'esprit que les attentes que nous avions lorsque nous l'avons abordé à partir du rêve. [...] Ce serait là une objection possible, mais qui n'en serait pas justifiée pour autant, loin de là» [9].

Que Freud soit encore tout «imprégné» de ses découvertes quant aux processus du rêve [10] paraît une évidence. *L'interprétation des rêves* étant publiée en 1900 et *Le mot d'esprit* en 1905, on ne voit pas comment, en effet, les résultats de l'un ne se mêleraient pas à l'investigation de l'autre. L'épisode que Jean-Claude Lavie relate à ce propos est particulièrement révélateur : «Au vu du manuscrit de ce livre [sur le rêve], avant 1900 donc, Fliess, l'ami auquel Freud attribua longtemps un rôle de mentor, lui adresse la critique suivante :«les rêveurs y faisaient *trop* d'esprit». Freud rapporte le détail de cette appréciation «du premier lecteur de (s)on livre» dans une note de la première édition de *L'interprétation du rêve.* Il y répond par un début d'explication, et précise que «les reproches faits à ce propos (l')ont amené à comparer la technique des mots d'esprit avec le travail du rêve»» [11].

---

9. *Op. cit.*, p.300-301, crochets de E.L.

10. Et sans doute, même s'il ne les évoque pas ici, tout autant de ses découvertes quant aux lapsus, oublis, actes manqués, etc., tout ce qui fait partie de cette *Psychopathologie de la vie quotidienne*, qu'il vient aussi de publier en 1901.

11. J.C. Lavie : «Les mots en jeu». Préface à la nouvelle traduction de *Le mot d'esprit ...*, 1988. *Op. cit.* p.12. Entre crochets : E.L.

En fait, l'intérêt de Freud pour le trait d'esprit, loin d'être excentré comme on pourrait le croire, se trouve au contraire au coeur même de ce qui le préoccupe. Et le cheminement, que retrace J.C. Lavie, de la recherche de Freud, montre en outre à quel point le champ de la psychanalyse dite «appliquée» est directement lié à celui de l'investigation clinique. «C'est ainsi [conclut-il] que, dans la recherche des mécanismes en jeu dans l'hystérie, Freud, après avoir découvert l'importance déterminante de l'imprégnation verbale dans l'expression des symptômes, et avoir usé de la «voie royale» que lui offrait l'interprétation des rêves dans l'acte thérapeutique, fut très directement amené à s'intéresser aux processus à l'oeuvre dans le mot d'esprit» [12].

L'esprit malgré l'injure

Après cette parenthèse, revenons à l'injure et à la manière dont elle s'exprime dans le trait d'esprit.

Qu'en est-il de l'*expression directe*, c'est-à-dire lorsque l'expression spirituelle est constituée par *des termes injurieux* ? Freud ne s'y intéresse pas en tant que telle, mais il est amené à la remarquer à propos d'un exemple sur lequel il reviendra d'ailleurs à plusieurs reprises.

Il s'agit du trait d'esprit connu sous le nom du «*Rote Fadian*» («soporiphile rouge»), attribué à ce Monsieur N..., éminent personnage d'Autriche, nous dit Freud, coutumier du fait et dont les mots acerbes étaient de notoriété publique [13]. En voici le contexte :

> «On attira un jour l'attention de monsieur N. sur un écrivain qui s'était rendu célèbre en publiant dans un quotidien viennois une série d'articles vraiment ennuyeux. Ces arti-

12. *Ibidem*.
13. *Ibidem*, p.67 et note 1.

cles traitaient exclusivement de petits épisodes de l'histoire des relations que Napoléon 1er avait entretenues avec l'Autriche. Leur auteur avait les cheveux roux [en allemand : rouges]. Dès que monsieur N. eut entendu son nom, il demanda : *«Ist das nicht der* rote Fadian, *der sicht durch die geschichte der Napoleoniden zicht ?»* [«Ne s'agit-il pas du *soporiphile rouge [roux] qui s'étire tout au long de l'histoire des Bonaparte ?»*]» [14].

Freud donne de cet exemple, qu'il tient pour un excellent mot, une explication technique fort détaillée. Il finit cependant par faire cette remarque surprenante : «Disons tout de même que l'expression *«roter Fadian»* pouvait exister pour elle-même comme une simple injure ; dans le cas présent, il s'agit à coup sûr du produit d'une condensation» [15]. Il vient en effet de le démontrer : «Sous la pression de ce même processus, qui avait trouvé son premier point d'appui dans la présence d'un même élément, l'adjectif *«rot»* [*«rouge»* et *«roux»*], *«langweilig»* [«ennuyeux»] s'est assimilé à *«Faden»* [*«fil»*], puis transformé en *«fad»* [*«fade»*].» [16].

Il n'empêche que la «condensation» ne transforme pas les termes, et que l'expression n'en demeure pas moins injurieuse. Qu'elle le soit, comme le dit Freud, «en elle-même», signifie que si l'on exclut ce qui se rapporte aux éléments particuliers du contexte, c'est-à-dire ce qui permet le trait d'esprit, il ne reste que le procédé qui consiste à désigner une personne par une de ses caractéristiques les plus objectivement observables (précisément la couleur des cheveux) et à y adjoindre un qualificatif péjoratif (ici «soporiphile»). «Technique» couramment employée, notamment dans les injures dites «racistes», mais qui justement

14. *Ibidem*, p.67 ; entre crochets : traducteur.

15. *Ibidem*, p.70.

16. *Ibidem*, p.69-70 ; entre crochets : traducteur. Freud explique que Le «rouge» renvoie d'un côté au «fil rouge» de l'oeuvre, repris d'une métaphore célèbre de Goethe, et de l'autre aux cheveux roux de l'auteur. D'autre part, une note (a) du traducteur p.67, mentionne que : «Le mot familier *Fadian* désigne, en Autriche, un homme fade, sans charme et sans esprit, et donc ennuyeux».

requiert un minimum de *spécificité*, à savoir que la personne désignée possède la caractéristique en question. L'expression «soporiphile rouge» peut certes «exister pour elle-même comme une simple injure», mais elle n'aura d'effet que si celui qu'elle dénomme ainsi a les cheveux roux.

L'*injure des mots* n'est donc pas ici véritablement évitée, elle est tout au plus *rattrapée* ou encore *justifiée* par la référence aux écrits qui vient camoufler l'attaque contre la personne. Que l'effet spirituel soit cependant assuré, malgré l'injure, ne semble faire aucun doute pour Freud puisque, dit-il : «La citation a presque plus de part que le jugement insultant, même s'il est certain que ce dernier était seul présent à l'origine» [17].

Toujours en ce qui concerne l'expression directe de l'injure, une catégorie bien particulière de traits d'esprit retient l'attention de Freud. Il constate ainsi que : «... *les mots d'esprit qui «jouent» sur les noms propres* contiennent fréquemment une tendance offensante, blessante...» [18]. Bien qu'il fasse cette réflexion au chapitre des «tendances», c'est évidemment du point de vue des «techniques» qu'il s'est d'abord intéressé à ceux-ci, qu'il classe d'ailleurs comme «esprit des mots».

On est bien en effet en plein *jeu* avec les mots, laissant libre cours aux modifications, découpages, altérations etc., de tous genres, et accordant une très nette primauté à l'aspect phonétique. L'exemple qu'utilise Freud, pour en démonter les «techniques», est un jeu sur le nom de *Rousseau*, dont il reconnaît qu'il fait partie de ces mots d'esprit «de catégorie inférieure, un de ceux qui jouent sur les noms propres». Le voici :

> «Dans un salon parisien, on fit un jour entrer un jeune homme qui était, disait-on, parent du grand Jean-Jacques Rousseau et portait lui-même ce nom. Au surplus, il avait les cheveux roux. Or il se conduisit si maladroitement que la maîtresse de maison fit à l'homme qui l'avait introduit

---

17. *Op. cit.* p.70.
18. *Ibidem*, p.178, mots soulignés par nous.

cette remarque très critique : "*Vous m'avez fait connaître un jeune homme roux et sot, mais non pas un* Rousseau."» [19].

De la décomposition du nom propre jaillissent ainsi les deux termes de *roux* et de *sot*, et tout comme dans l'exemple précédent, on retrouve la désignation d'une personne par une de ses caractéristiques physiques (à nouveau la chevelure rousse) et un qualificatif péjoratif (cette fois la sottise). *L'injure* est bien, là encore, exprimée directement, par les mots eux-mêmes, mais ici elle *n'est justifiée que par la consonance avec le nom propre*.

Difficile de dire, en tout cas, qu'elle est évitée ou même camouflée par les techniques car c'est plutôt l'inverse qui se passe. C'est précisément le jeu qui fait apparaître les mots injurieux, qui les découvre et les dévoile, alors qu'ils sont cachés sous le nom. Qu'on imagine d'autres variantes, comme par exemple : «il n'est pas *roux* mais il est *sot*»; ou bien l'inverse : «il est *roux* mais il n'est pas *sot*»; ou encore : «il n'est ni *roux* ni *sot*». Le lien, entre la couleur rousse des cheveux et la sottise, demeure, que ce soit pour les opposer l'une à l'autre ou les nier l'une et l'autre. Et ce lien, il n'est dû qu'au nom de *Rousseau* .

On peut même se demander si le jeu sur les noms propres, en dehors de la nature des termes qui en sont issus, n'est pas *toujours* (et non pas seulement «fréquemment», comme le dit Freud) injurieux ou du moins désobligeant, tout simplement du fait de la déformation infligée au nom. Preuve en est que, lorsque celle-ci est involontaire, que ce soit par inadvertance, par erreur ou par ignorance, elle entraîne aussitôt de la part de son auteur, des excuses auprès de la personne concernée .

Mais, pour revenir à l'exemple de Freud, le jeu sur le nom propre n'est pas ici une production isolée, il fait partie de tout un contexte. Et s'il est vrai que «le mot d'esprit résiste aussi longtemps qu'on n'a pas substitué un autre nom

---

19. *Ibidem*, p.79-80.

au nom de *Rousseau*» [20], le jeu sur le nom ne constitue pas ici à lui seul le trait d'esprit. Il y a un élément particulièrement important, que Freud ne relève pas, préoccupé qu'il est de mettre en évidence des techniques spirituelles qui soient autres que celle de la condensation.

Il s'agit en effet, dans cette histoire, d'«un jeune homme qui était, disait-on, parent du grand Jean-Jacques Rousseau et portait lui-même ce nom». Le jeu sur le nom de Rousseau ne se limite pas alors à faire apparaître les qualificatifs injurieux, il signifie en clair : *ce jeune homme ne peut être un Rousseau*, et s'il porte ce nom prestigieux, celui-ci ne doit pas s'entendre de la même façon. Déformation et découpage du nom se justifient de la mise en cause du lien de parenté avec le «grand J.J. Rousseau», et ce n'est qu'à ce niveau qu'il y a trait d'esprit. Les techniques, tout comme dans l'exemple précédent, n'évitent pas vraiment l'injure, elles ne font que la rattraper.

D'un point de vue plus général, on observera que si la plupart des jeux sur les noms propres - et tout autant les caricatures humoristiques (qui, elles, déforment l'aspect physique et non plus les noms) - se justifient en partie par leur caractère ludique, ils ne sont spirituels que dans la mesure où ils prennent appui sur des éléments du contexte autres que ceux du nom ou de l'aspect physique d'une personne. Il n'empêche que, dans bien des cas, le rattrapage spirituel ne suffit pas à gommer l'injure. Pour qui ? La question renvoie évidemment au point de vue de l'effet, que nous verrons plus loin .

L'injure malgré l'esprit

Le trait d'esprit vise, ne l'oublions pas, à faire rire et non à choquer, et l'emploi d'un vocabulaire injurieux laisse toujours un goût amer qui en diminue d'autant la saveur. Le mode d'expression le plus courant de l'injure dans le trait d'esprit, et dont l'effet spirituel est sans aucun doute le

20. *Ibidem*, p.81.

meilleur, est donc celui de l'*expression indirecte*. Freud, tout en se référant à l'acception de l'injure comme vocabulaire, ne fait pas la distinction entre les deux modes d'expression. Pour lui, que l'injure figure de façon directe ou indirecte, du moment que les techniques spirituelles sont repérables, il y a trait d'esprit et l'injure est évitée.

Toutefois, qu'est-ce que l'expression indirecte si ce n'est la manière dont se manifeste l'injure en dehors de l'emploi de termes injurieux ? Autrement dit, lorsque *les mots sont évités* mais que *la pensée injurieuse*, elle, *demeure*. La référence n'est évidemment plus la même; il s'agit ici de l'injure dans son acception beaucoup plus large, de l'*intention* ou de la visée. Et c'est bien cela qui prête à confusion. Car de ce point de vue - celui de ce qu'il appelle les «*tendances*» - Freud en arrive à une conclusion pratiquement inverse de la précédente, à savoir que *le trait d'esprit serait une injure inévitable*. La pensée, ou la tendance, injurieuse, non seulement ne serait pas évitée par les techniques spirituelles, mais bien plus, elle en serait le moteur et, d'une certaine façon, l'élément constitutif essentiel.

Les «tendances» : «évolution» ou stratégie ?

Freud, on le sait, en repère deux principales. Ainsi : «Là où le mot d'esprit ne constitue pas une fin en soi, c'est-à-dire là où il n'est pas innocent, il se met au service de tendances, de deux seulement au total, qui peuvent elles-mêmes être envisagées d'un point de vue unique : il s'agit du mot d'esprit *hostile* (celui qui sert à commettre une agression, à faire une satire, à opposer une défense), ou du mot d'esprit *obscène* (celui qui sert à dénuder)» [21].

A strictement parler, la place de l'injure dans le trait d'esprit ne devrait concerner que l'esprit hostile. Mais à y regarder de plus près, on s'aperçoit que ce que Freud décrit comme esprit obscène pourrait tout aussi bien être considéré

---

21. *Ibidem*, p.188.

comme un cas particulier de l'esprit hostile : cas particulier de par la nature sexuelle de l'agression d'une part, et de par la spécificité de la cible d'autre part, celle-ci étant censée être une/la femme. Dans la description cependant, on aurait plutôt le rapport inverse, car Freud non seulement s'intéresse en premier à l'esprit obscène, mais de plus et surtout, il s'en sert comme modèle pour expliquer l'esprit hostile.

En fait les deux tendances, il le dit lui-même, «peuvent elles-mêmes être envisagées d'un point de vue unique». Ce «point de vue unique», ne serait-ce pas tout simplement (comment ne pas le reconnaître !) l'autre pôle, celui de la *sexualité* et du processus de *refoulement* qui, à côté de celui des techniques, constitue le principal centre d'intérêt de Freud à cette époque [22] ? Le passage suivant est on ne peut plus explicite : «Les impulsions hostiles qui nous poussent contre nos semblables sont soumises, depuis notre enfance individuelle comme depuis celle de la civilisation humaine, au même refoulement progressif que nos aspirations sexuelles» [23].

Freud va cependant au-delà et développe une sorte de théorie *évolutionniste* dans laquelle esprit obscène et esprit hostile apparaissent comme le produit de l'«évolution» de la civilisation. Ainsi, dans une première étape, les paroles se substituant aux actes, la «tendance à voir et toucher les parties sexuelles» a fait place à la grivoiserie, c'est-à-dire au fait de «mettre intentionnellement l'accent dans ses propos sur des faits et des réalités de nature sexuelle». Et de même: «Interdite par la loi, l'hostilité qui se traduit par des actes de violence a été relayée par l'invective, laquelle se sert de mots» [24].

---

22. Jean-Claude Lavie le rappelle : Freud écrit «en même temps les célèbres *Trois Essais sur la théorie sexuelle*. Passant d'un manuscrit à l'autre dans une progression simultanée des deux textes,il va même les faire paraître de façon si proche qu'il nous est devenu difficile de retrouver leur ordre de parution.» «Les mots en jeu», *Ibidem*, préface p.9.

23. *Ibidem*, p.197.

24. *Ibidem*, p.188 et p.198.

La seconde étape représente un degré de plus dans cette «évolution», et ce n'est qu'à ce niveau que peut éclore l'esprit, puisque, nous dit Freud : «C'est seulement quand nous nous élevons jusqu'à la société des gens bien éduqués que vient s'ajouter la condition formelle propre au mot d'esprit. La grivoiserie devient spirituelle, et on ne la tolère que si elle est spirituelle...». Bien plus : «...quant à rire de la grivoiserie grossière, nous n'y arriverions pas, nous en aurions honte, ou bien elle nous semblerait dégoûtante» [25]. Et de même : «Doués de fortes prédispositions à l'hostilité alors que nous sommes encore enfants, l'éducation individuelle qui nous rend plus civilisés nous enseigne plus tard que c'est manquer de dignité que d'avoir recours aux insultes» [26].

Au milieu de tout cela, Freud s'explique : «Nous reconnaissons à la civilisation et à l'éducation de haut niveau une grande influence dans la formation du refoulement, et nous supposons que dans ces conditions une transformation de l'organisation psychique se produit, qui peut être aussi léguée en tant que prédisposition héritée...» [27].

La suite de l'explication de Freud concernant l'apparition de ces deux types d'esprit laisse encore davantage perplexe. A peine vient-il de s'appuyer sur ces considérations d'ordre culturel qu'il fait intervenir, pour ainsi dire parallèlement, un paramètre d'un tout autre ordre, puisqu'il s'agit de la *présence d'un tiers.*

Ainsi, poursuit-il pour l'esprit hostile : «A partir du moment où nous avons dû renoncer à exprimer notre hostilité par des actes - empêchés en cela par la tierce personne qui, n'étant pas animée par la passion, a intérêt à voir sa sécurité personnelle préservée [ce n'est donc plus la culture !] -, nous avons commencé, tout à fait comme dans le cas de l'agression à caractère sexuel, à développer *une nouvelle technique, celle de l'outrage*, qui a pour but de *recruter cette tierce personne dans la lutte contre notre*

25. *Ibidem*, p.194 et p.196.
26. *Ibidem*, p.198.
27. *Ibidem*, p.195-196.

ennemi» [28].

Véritable *stratégie* donc, qui consiste à faire d'un perturbateur éventuel, un allié. Explication encore une fois calquée sur celle qu'il vient de donner de l'esprit obscène, et selon laquelle la grivoiserie serait due principalement à la présence d'un tiers (un autre homme) qui, favorisant la résistance de la femme, entraverait ainsi la poursuite de l'agression. La tendance obscène serait alors amenée à trouver un moyen d'expression, qui non seulement soit indirect, mais, de surcroît, *séduise* le gêneur. Ainsi : «L'impulsion libidinale du premier des trois [donc de l'agresseur], dès qu'elle voit sa satisfaction inhibée par la femme, manifeste une tendance hostile à l'égard de cette deuxième personne et fait appel à la troisième, qui à l'origine était perturbatrice, afin d'en faire son alliée» [29].

Conclusion : si l'influence de la culture «refoule» l'expression directe de l'agression - l'action brute ou le langage cru -, la présence d'un tiers, elle, empêche l'adresse directe envers la personne visée. A moins qu'en fin de compte, ce ne soit le tiers, plus que la culture, qui oblige aussi au détour du langage, car pour faire de ce tiers un «allié», encore faut-il ne pas le choquer et ne pas le mettre dans une situation qui risquerait d'aller à l'encontre de l'effet souhaité. L'aspect stratégique du trait d'esprit l'emporterait ainsi sur les considérations d'ordre culturel.

La nature des «obstacles»

La confusion réapparaît pourtant aussitôt, dès que Freud évoque les *«obstacles»* à l'agression ou à l'injure, que le trait d'esprit aide à contourner.

Ainsi, le type d'obstacle, qu'il qualifie *«d'ordre intérieur»*, viendrait de la «révolte contre l'outrage pour des raisons esthétiques» [30]. Et Freud reprend à ce propos l'exem-

---

28. *Ibidem*, p.198, entre crochets et mots soulignés : E.L.
29. *Ibidem*, p.193, entre crochets : E.L.
30. *Ibidem*, p.200 ; ou encore : «sens de la bienséance», p.252.

ple du «Rote Fadian» pour en donner la justification suivante : «C'est comme si monsieur N. voulait crier bien haut : «[...] Jamais encore je n'avais lu quelque chose d'aussi ennuyeux que les articles de cet historien sur Napoléon et l'Autriche !» Mais étant une personnalité haut placée, il lui est impossible d'exprimer sous cette forme tous ces jugements, qui pourtant sont les siens. Ainsi ont-ils recours à l'aide du mot d'esprit, lequel leur garantit de la part de l'auditeur un accueil qu'en dépit de la véracité éventuelle de leur contenu, ils n'auraient jamais reçu s'ils étaient présentés sous une forme non spirituelle» [31].

Un certain nombre de questions surgissent aussitôt. Est-ce à cause de la «personnalité haut placée» ou pour «garantir un accueil auprès de l'auditeur», qu'il est fait appel au trait d'esprit ? L'obstacle est-il vraiment de nature intérieure, ou ne se trouve-t-il pas avant tout dans l'inconnue que représente l'opinion de l'interlocuteur ? Enfin, qu'est-ce qui est plus injurieux : déclarer que l'historien est ennuyeux, ce qui revient à porter un jugement péjoratif sur ses écrits, ou le qualifier de «soporiphile rouge», ce qui, Freud le note bien, consiste à se moquer d'une caractéristique physique et y insinuer une nuance péjorative [32] ?

On l'a vu, dans cet exemple, les termes eux-mêmes sont injurieux, et cela malgré la «personnalité haut placée» de l'auteur, malgré les «raisons esthétiques»; et s'ils trouvent «accueil auprès de l'auditeur», c'est sans aucun doute en partie grâce aux techniques du trait d'esprit qui «rattrapent» l'injure, mais...en partie seulement. Une condition reste indispensable, c'est que l'auditeur partage la même opinion que l'auteur, qu'il y ait entre eux un «accord sur le

---

31. *Ibidem*, p.199-200; crochets de E.L.

32 . «[Nous rions] indubitablement de la personne elle-même, qui nous est présentée comme étant un «*roter Fadian*», et tout particulièrement du fait qu'elle a les cheveux roux. Rire des défauts physiques des autres est une attitude dont l'homme bien éduqué s'est déshabitué ; d'ailleurs, pour lui, le fait d'avoir les cheveux roux ne fait pas partie des imperfections physiques risibles.» *Ibidem*, p.200. crochets de E.L.. Dans l'ancienne édition, «Roter Fadian» était traduit par «filandreux rouquin», ce qui rendait davantage compte de cet aspect physique.

plan psychique» comme le dit Freud, ou encore que des tendances contraires ne viennent pas s'y opposer (liens d'amitié, de parenté, etc... avec l'écrivain en question). Certes, quand il s'agit de l'auditeur de ce célèbre monsieur N... et même de tous ceux qui vivaient à cette époque et connaissaient l'écrivain. En revanche, tout autre lecteur ou auditeur de ce mot d'esprit, n'ayant pas la moindre idée ni de l'homme ni de ses écrits, n'est-il pas plutôt amené à rire et à «détourner complètement [son] intérêt» [comme le note si bien Freud] de la question de savoir si le pauvre écrivain est victime ou non d'une injustice» [33] ? Mais, une fois de plus, nous revoilà du côté de l'effet.

Revenons aux *obstacles* et à ceux que Freud estime comme étant *«de nature purement extérieure»*. Ils sont dus pour la plupart aux rapports de hiérarchie, d'autorité, de pouvoir, ou encore aux différences de place et de niveau de chacun dans la société. Ce qui est en jeu n'est plus une question d'éducation, ni de culture mais tout simplement la sauvegarde des intérêts de chacun. Contourner l'obstacle revient alors à éviter l'emploi de termes injurieux en utilisant la forme sans doute la plus courante de l'expression indirecte, à savoir l'allusion, car celle-ci présente l'avantage de jouer le double sens tout en maintenant l'adresse directe vis-à-vis de la personne visée (c'est-à-dire en fin de compte de l'obstacle lui-même).

Freud reprend notamment, pour illustrer ce type d'obstacle, un exemple fameux qu'il avait déjà évoqué à propos de la technique de l'«unification» dans «l'esprit de répartie». Ainsi :

> «C'est ce qui se passe dans le cas de Très Gracieux Seigneur qui, frappé par la ressemblance que l'étranger présente avec sa propre personne, demande à celui-ci : «Madame votre mère est-elle un jour allée au château ?» et s'entend répondre du tac au tac : «Elle non, mais mon père oui.»» [34].

«L'homme interrogé [poursuit Freud], aimerait certai-

33. *Ibidem*, p.199; entre crochets : E.L.
34. *Ibidem*, p.200-201.

nement assommer l'insolent qui, par une telle allusion, ose faire outrage à la mémoire de sa mère chérie ; mais cet insolent est Très Gracieux Seigneur, que l'on ne peut assommer, ni même offenser, si l'on ne tient pas à payer pour cette vengeance durant toute son existence. Il faudrait donc avaler l'offense sans broncher ; mais, par bonheur, le mot d'esprit indique la voie à suivre...» [35].

Pourtant si, comme il le notera plus loin, «la tendance vise dans [ce] cas, à répondre à l'auteur de l'insulte en lui rendant la pareille» [36], il n'empêche que c'est le recours à l'allusion, donc la technique, qui permet à la fois d'éviter l'expression injurieuse, de faire passer la tendance et de continuer à s'adresser directement à la personne du Prince. On est bien, là encore, en pleine statégie, mais force est de constater que celle-ci n'a plus grand-chose à voir avec la «nouvelle technique...de l'outrage».

Poids de l'autorité, mais tout aussi bien poids des institutions laïques et religieuses, et poids des certitudes que l'on tient pour des vérités inébranlables. Types d'obstacles qui amènent Freud à distinguer deux autres variétés d'esprit, l'esprit *cynique* et l'esprit *sceptique*, mais dont on peut se demander s'ils sont vraiment «de nature purement extérieure», et s'ils ne renvoient pas au fond à tout ce que la culture finit par inculquer comme obstacles «d'ordre intérieur».

La justification qu'il donne de l'importance de l'attaque ou de la critique de l'institution du mariage, par le truchement des histoires de marieurs, serait peut-être une réponse : «...aucune n'est mieux protégée par des préceptes moraux, et avec plus de soin et d'insistance, [...]. Aucune revendication n'est, en effet, plus personnelle que celle qui concerne la liberté sexuelle et il n'est pas de domaine où la

35. *Ibidem*

36. *Ibidem*, p.224 ; entre crochets : E.L. On pourrait tout autant dire : répondre à l'esprit par l'esprit, car Freud le remarque bien p.201 «...la question de l'agresseur, par l'allusion qu'elle contient, est elle-même spirituelle».

civilisation ait tenté d'exercer une répression plus forte que dans celui de la sexualité» [37].

Reste que l'aspect libérateur n'est pas le seul en cause et que, même si Freud ne l'évoque pas ici, trouver «accueil auprès de l'auditeur» demeure tout autant l'objectif à atteindre. Il faut donc y ajouter l'aspect stratégique et, cette fois, dans le sens de la «nouvelle technique», c'est-à-dire la recherche de l'alliance d'un tiers. Sans doute est-ce la raison pour laquelle la technique employée est quelque peu différente, recourant le plus souvent à des comparaisons ou encore à ce procédé bien particulier que Freud nomme une «façade».

Comiques ou logiques, les «façades» ne sont en fait que des «histoires» créées de toutes pièces, inventées, véritables mises en scène de personnages représentant telle ou telle fonction, tel ou tel rôle. Elles sont destinées à amuser ou à étonner afin d'attirer l'attention - pour qui le veut [38] - vers la critique de fond, qui les fait alors passer au rang de traits d'esprit. Ainsi en est-il des fameuses histoires de marieurs et non moins fameuses histoires de «tapeurs» qui, prises au second degré, renversent les idées reçues et les préceptes établis. Les marieurs ironiques et narquois entraînent la sympathie, tandis que prétendants, parents et fiancées, deviennent des personnages mesquins et méprisables. Et les «tapeurs» ingrats et insolents apparaissent comme les apôtres de l'épicurisme et de la vraie générosité, faisant de leurs débiteurs de piètres donateurs.

Ces histoires, Freud le reconnaît, se situent souvent aux confins du trait d'esprit. Cependant le procédé de la «façade» ne rappelle-t-il pas un peu celui de l'allusion, tous deux présentant ce même avantage de renvoyer au sens caché seulement pour qui le veut ? Evidemment dans ces deux types d'esprit - cynique et sceptique - l'obstacle extrinsèque n'est plus une personne et l'adresse ne peut être

---

37. *Ibidem*, p.211, crochets de E.L.

38. «...il n'y a de mots d'esprit que ce que je reconnais comme tel. Ce qui pour moi est un mot d'esprit peut n'être pour un autre qu'une histoire comique». *Ibidem*, p.203.

directe. Mais que ce soit telle institution mise en question, ou telle vérité suspectée, est-ce là pour autant que se situe le véritable obstacle ? N'est-ce pas plutôt le *lien*, le degré d'adhésion, de reconnaissance ou d'identification vis-à-vis de cette institution ou de cette verité, qui est davantage en cause ?

Freud considère comme «un cas particulièrement favorable au mot d'esprit tendancieux [...] celui qui se présente quand on dirige la critique ou la révolte qu'on a en vue contre sa propre personne, ou bien, pour exprimer cela avec plus de circonspection [et la correction n'est pas inintéressante], contre une personne à laquelle sa propre personne a part, c'est-à-dire une personne collective, par exemple son propre peuple». Et il se justifie là d'avoir utilisé bon nombre d'exemples qui sont «des histoires inventées par des Juifs et dirigées contre des particularités juives» [39].

Mais n'est-ce pas précisément le propre de tout esprit cynique, et même sceptique, que de mettre en évidence les défauts, les travers, les incohérences, d'un monde, d'une société ou d'un système de pensée, auxquels on appartient ? Et ne peut-on dire que, tout comme «les histoires de Juifs dont l'origine est différente», de telles critiques, lorsqu'elles sont formulées par des «étrangers», «ne s'élèvent presque jamais au-dessus du niveau de la bouffonnerie comique ou de la dérision la plus brutale» [40] ?

Dans cette perspective, il apparaît nettement que ce ne sont pas telle institution, telle certitude, ou telle personnalité collective qui sont visées, mais bien plutôt la force, ou même l'inéluctabilité, du lien qui nous y rattache ; et c'est cela que l'aspect stratégique, en recherchant l'alliance du tiers, doit prendre en considération. Mais de quel adversaire s'agit-il ? La fonction libératrice elle-même ne consiste-t-elle pas dans un relâchement de ce lien, l'obstacle extrinsèque n'étant en fin de compte qu'un obstacle intrinsèque ?

A la réflexion, on s'aperçoit que ces deux variétés

39. *Ibidem*, p.212-213.
40. *Ibidem*, p.261 (reprenant la même remarque que p.213).

d'esprit - cynique et sceptique -, qui au départ pouvaient apparaître comme une extension de la tendance hostile, constitueraient bel et bien une catégorie à part. Leur critère de distinction cependant ne serait pas celui que Freud met en évidence, c'est-à-dire la particularité de leurs cibles, mais bien plutôt, selon nous, le fait que l'auteur du trait d'esprit a avec la cible un *lien d'appartenance* - ou d'identification - plus ou moins étroit ou plus ou moins inéluctable.

Cette catégorie se distinguerait alors essentiellement en ce qu'elle relèverait de ce qu'on peut globalement ranger sous le terme d'autocritique, ou tout simplement, d'humour [41]. Esprit obscène et esprit hostile en revanche seraient bien l'apanage de l'hétérocritique, de l'agression d'un autre censé n'avoir aucun lien avec soi, et l'esprit obscène, de ce point de vue, en serait le type extrême, la cible n'étant cible que du seul fait qu'elle représente l'autre dans son essentielle et irréductible différence.

On arriverait ainsi à l'idée qu'il n'y aurait dans le trait d'esprit qu'une seule tendance, l'hostile (l'obscène n'étant en fait qu'un cas particulier de celle-ci), et un seul point de distinction selon que cette hostilité serait dirigée contre l'autre ou contre soi.

L'esprit grâce à l'injure?

Le *trait d'esprit, injure évitée quant aux termes*, serait donc une *injure inévitable quant aux tendances* ; c'est du moins la conclusion - sans doute présentée ici de façon quelque peu schématique et caricaturale - à laquelle aboutit Freud.

Mais dans cet «inévitable», plusieurs niveaux doivent néanmoins être distingués. Dans un premier temps en effet, il s'agit de l'injure ne pouvant être évitée *malgré* les techniques spirituelles, tandis qu'au fil de l'étude, Freud en vient à l'idée d'une injure faisant cause commune avec

41. Cf. *Ibidem*, p.398-411, où Freud aborde la question particulière de l'humour, mais qui a été écrit plus tard en 1928.

l'esprit et passant *grâce* aux techniques spirituelles. Ainsi l'*injure inévitable malgré l'esprit* fait place à l'*injure inévitable dans l'esprit*, ou en d'autres termes : il n'y aurait pas d'esprit sans injure.

A tel point que Freud finit même par reconnaître que le type d'esprit qu'il avait qualifié d'«innocent» «n'est à proprement parler jamais dépourvu de tendance ; [...car] il s'oppose à une force d'inhibition et de limitation, constituée maintenant par le jugement critique» [42]. A tel point enfin que l'injure constituerait une étape de la «psychogénèse de l'esprit», ce qu'il décrit ainsi : «Le mot d'esprit, qui, à l'origine, était dépourvu de tendance et avait commencé comme un jeu, entre *secondairement* en relation avec des tendances auxquelles rien de ce que la vie psychique compte de formations ne peut à la longue se soustraire» [43].

Reste que, lorsque Freud cherche à expliquer comment, grâce au «principe de l'aide», techniques et tendances collaborent pour procurer le plaisir spirituel, on ne sait plus très bien si c'est *l'esprit* qui est *au service de l'injure*, ou *l'injure au service de l'esprit*.

Suivons sa démonstration : «Posons comme donnée l'aspiration qui porte à insulter une certaine personne ; mais supposons aussi que le sens de la bienséance, le niveau de culture et d'éducation esthétique y mettent un tel obstacle que l'insulte ne puisse se produire [on reconnaît là l'obstacle «d'ordre intérieur»]. [...] L'insulte donc ne se produit pas. Mais supposons que s'offre la possibilité d'utiliser le matériel de mots et de pensées servant à insulter pour en tirer un bon mot d'esprit, donc de délier du plaisir à partir d'autres sources auxquelles cette même répression ne fait pas obstacle [ce qui revient bien à l'idée de l'esprit au service de l'injure]. Toutefois, ce second développement de plaisir ne pourrait se produire si l'insulte n'était pas admise. [...] *L'insulte se produit parce que grâce à elle le mot d'esprit devient possible*» [n'est-ce pas alors l'injure qui se

42. *Ibidem*, p.247, entre crochets : E.L.
43. *Ibidem*.

met au service de l'esprit ?]» [44].

Freud résout cette ambiguïté en réservant à l'esprit le rôle de «prime d'incitation» ou de «plaisir préliminaire», ce qui lui permet de conclure que l'esprit tendancieux «se met au service de tendances afin de produire du plaisir nouveau en utilisant comme plaisir préliminaire le plaisir procuré par le mot d'esprit et en supprimant des répressions et des refoulements» [45].

B - De l'intention injurieuse à l'effet spirituel

Injure inévitable donc, que ce soit du côté de l'auditeur du trait d'esprit ou du côté de son auteur. Cette remarque, que Freud fait à propos des mots du fameux monsieur N..., dont il a déjà noté le caractère agressif, ne laisse aucun doute : ceux-ci «permettent non seulement aux auditeurs de savourer la jouissance d'une agression prenant la forme d'injures, mais avant tout [...] ils permettent à lui-même de produire cette agression» [46]. *Comment, dans ces conditions, admettre qu'il y ait effet spirituel et non effet injurieux ?* Ou, pour dire les choses autrement, comment comprendre que de tels mots déclenchent le rire et non l'indignation ?

Freud envisage néanmoins ce *risque d'un effet contraire*, d'une part, dans le cas où l'auditeur n'est pas d'«humeur enjouée, ou du moins, indifférente» et que des «pensées sérieuses» l'empêchent alors de goûter le plaisir de l'esprit. Mais, d'autre part et surtout, plus précisément dans le cas de l'esprit tendancieux, lorsqu'il existe chez l'auditeur, de par la force du lien que celui-ci entretient avec telle personne, telle institution ou tel principe, une «opposition à la tendance que le mot d'esprit veut servir». Ainsi : «...devant un parterre composé d'amis dévoués de mon

---

44. *Ibidem*, p.252, entre crochets et mots soulignés : E.L.
45. *Ibidem*, p.254.
46. *Ibidem*, p.249, crochets de E.L.

adversaire, les invectives les plus spirituelles que je pourrais proférer contre lui ne seraient pas appréciées en tant que mots d'esprit, mais en tant qu'invectives, et elles engendreraient chez les auditeurs de l'indignation, et non pas du plaisir» [47].

Ce sont bien là en effet des conditions propres à faire échouer l'effet spirituel, et même à provoquer un effet injurieux. Cependant, il en est une autre, primordiale, que Freud non seulement ne perçoit pas, mais dont il s'obstrue même l'horizon du fait que la description qu'il donne des relations entre les acteurs du trait d'esprit est faussée dès le départ. C'est du moins ce que nous tenterons ici de montrer.

1 - La présence d'un tiers ?

Dès que Freud aborde le chapitre des «tendances», il tient à souligner qu'il s'oppose aux philosophes «qui incluent le mot d'esprit dans le domaine du comique» car, dit-il, «on ne peut quand même pas affirmer que l'activité consistant à faire un mot d'esprit ne poursuit aucune fin ou aucun but [ce qui est le cas du comique], puisqu'à l'évidence elle s'est fixé comme but de faire naître du plaisir chez l'auditeur» [48]. Que l'origine de ce plaisir soit à chercher dans les tendances de l'esprit, c'est bien ce qu'il en conclut : «...le mot d'esprit tendancieux dispose probablement, en vertu même de sa tendance, de sources de plaisir auxquelles le mot d'esprit innocent n'a pas accès» [49].

C'est à partir de là qu'il définit les deux grands types d'esprit, l'hostile et l'obscène, choisissant de décrire en premier «l'esprit qui sert à dénuder», ou plus généralement, la grivoiserie, dont celui-ci est issu. Il vaut la peine de s'y arrêter quelques instants.

---

47. *Ibidem*, p.265-266.
48. *Ibidem*, p.186.
49. *Ibidem*, p.187.

De la grivoiserie au trait d'esprit obscène

Schématiquement, on peut dire que Freud définit la *grivoiserie* par un contenu et une cible spécifiques. Le contenu, c'est le «sexuel», dont il précise très vite qu'il est à entendre au sens étendu, incluant l'excrémentiel ; en un mot, dans son acception infantile telle qu'il est en train de la décrire dans les *Trois Essais* . Le contenu toutefois ne suffit pas : «Il est, en outre, nécessaire que la grivoiserie s'adresse à une personne déterminée, par qui on se trouve excité sexuellement et qui est censée être informée, en écoutant la grivoiserie, de l'excitation de celui qui parle et s'en trouve elle-même excitée sexuellement». Et de conclure : «Ainsi donc, la grivoiserie s'adresse originellement à la femme et elle peut être assimilée à une tentative de séduction» [50]. «Que celle-ci soit faite par un homme s'adressant à l'origine à une femme, Freud le tient pour évident» remarque, non sans ironie, Sarah Kofman [51]. Contenu et cible en tout cas ne font qu'un, et bien que prônant l'acception du sexuel dans son sens étendu, Freud, en spécifiant la cible, en restreint du même coup l'extension.

Toujours est-il que «tentative de séduction» verbale, discours préalable à l'acte sexuel, la grivoiserie se tait quand la femme cède, mais, à l'inverse, redouble d'intensité quand celle-ci oppose une «résistance», ce qui ne veut pas dire pour autant un refus. C'est en effet dans ce dernier cas que, selon Freud, la grivoiserie prend véritablement forme, avec ces deux particularités : que «le discours sexuellement excitant [...] devient une fin en soi», et que «l'agression change aussi de caractère [...devenant] franchement hostile et cruelle...» [52]. A ce stade, les grivoiseries seraient en somme des injures à contenu sexuel adressées directement à la femme. On est loin du trait d'esprit.

La *présence d'un tiers*, présentée comme «le cas idéal»

50. *Ibidem*, p.189.

51. S. Kofman :*Pourquoi rit-on ?*, Paris, Ed. Galilée, 1986, p.171.

52. *Le mot d'esprit ...*, *op. cit.* p.191-192, crochets de E.L.

de la «résistance» de la femme, et par là même de l'éclosion de la grivoiserie, modifie le scénario, au point que : «au lieu de la femme, c'est peu à peu le spectateur, ici l'auditeur, qui devient l'instance à laquelle la grivoiserie est destinée, [et Freud ajoute :] cette dernière se rapproche déjà, du fait d'une telle transformation, du caractère d'un mot d'esprit» [53]. «Transformation» ? Nécessité statégique consistant, comme il le dit quelques lignes plus loin, à faire du gêneur un «allié» ?

Le schéma-type et ses contradictions

Toujours est-il que Freud n'attend pas d'aller plus avant pour affirmer que «le mot d'esprit tendancieux a généralement besoin de *trois personnes* : outre celui qui fait le mot d'esprit, il en faut une deuxième, qui est prise comme objet de l'agression à caractère hostile ou sexuel, et une troisième, en qui s'accomplit l'intention du mot d'esprit, qui est de produire du plaisir» [54].

Ce schéma, qu'il va bien sûr appliquer tout d'abord à l'esprit hostile, il s'y tiendra tout au long de l'ouvrage, fût-ce au prix de certains aménagements voire de *contradictions*. Ainsi, à propos de la grivoiserie elle-même, s'il constate que «les hommes se la réservent pour des moments où ils seront seuls, «entre eux»» [55], cela ne l'empêche pas de maintenir l'idée que non seulement «...la femme [...] dans la situation de départ, est pensée comme présente, [mais qu'elle] continue de l'être par la suite» [56]. Il ne manque pas non plus de noter que l'esprit hostile «soudoie» l'auditeur

53. *Ibidem*, p.192-193, entre crochets : E.L.

54. *Ibidem*, p.193, mots soulignés par nous.

55. *Ibidem*, p.192, crochets de E.L. Etymologiquement, en tout cas, le «grivois» étant un mercenaire ou un soldat, il y a donc toutes chances que la grivoiserie désigne des histoires de soldat, ayant sans doute pour objet la femme mais présupposant bien davantage son absence que sa présence.

56. *Ibidem* p.195, entre crochets : E.L. Et Freud ajoute même : «ou bien, pour dire les choses autrement, elle continue, même absente, d'exercer une influence intimidante sur les hommes».

«grâce au gain de plaisir qu'il lui procure, obtenant qu'il prenne notre parti sans procéder à un examen des plus rigoureux» [57] ; ou encore, à propos de l'exemple du «soporiphile rouge», ne pose-t-il pas la question de ce «qui détourne complètement notre intérêt de la question de savoir si le pauvre écrivain est victime ou non d'une injustice» [58] ?

Dans le chapitre sur «les mobiles de l'esprit», Freud ne s'intéresse pratiquement plus qu'à la seule relation entre l'*auteur et* l'*auditeur* du trait d'esprit, au point que par moments il laisse entrevoir un scénario à deux personnages. Cependant, il finit toujours, en voulant absolument différencier le trait d'esprit du comique, par réintroduire - au besoin de façon contradictoire - l'idée des trois personnages.

Ainsi ce passage bien connu : «Dans le comique, deux personnes entrent généralement en ligne de compte, outre mon propre moi, il y a la personne en qui je trouve le comique [...]. De ces deux personnes, le moi et la personne-objet, le processus comique se satisfait [...]. Le mot d'esprit [...] se passe tout d'abord de personne-objet, mais dès le stade de la plaisanterie, il demande [...] à avoir une autre personne à qui il puisse communiquer le résultat auquel il est parvenu. Toutefois, cette deuxième personne qu'on trouve dans le cas du mot d'esprit correspond, dans le cas du comique, non pas à la personne-objet, mais à la tierce personne, à l'Autre [...]. De même, l'esprit innocent...» [59]. Jusque-là on aurait donc dans les deux cas deux personnages mais dont les fonctions seraient différentes.

Mais tout de suite après, dès qu'il passe à l'esprit tendancieux, Freud réintroduit le schéma de base : «Lorsque le mot d'esprit se met au service de tendances dénudantes ou hostiles, il peut être décrit comme un *processus psychique intervenant entre trois personnes*, qui sont les mêmes que dans le cas du comique, alors le rôle de la tierce personne est différent. *Le processus psychique du mot d'esprit s'ac-*

57. *Ibidem*, p.199.
58. Cf. plus haut p. 122.
59. *Op.cit.*, p.264, mots soulignés par nous.

complit entre la première, le moi, *et la troisième*, la personne étrangère, et non pas, comme dans le cas du comique, entre le moi et la personne-objet» [60]. Comment concilier l'idée d'un processus psychique à trois avec ce qui est décrit comme ne se jouant qu'à deux ?

Un peu plus loin, Freud reconnaît encore que «tout ce qui a pour but l'obtention d'un gain de plaisir est calculé, dans le mot d'esprit, en fonction de la tierce personne...» [61]. Et s'il finit même par laisser passer qu'ils ne sont que deux: «Au terme de ces analyses qui portent sur les *processus psychiques à l'oeuvre dans le mot d'esprit en tant que ceux-ci ont lieu entre deux personnes*...» [62], il persiste néanmoins à nommer l'un, la tierce personne, et à lui faire jouer le rôle d'intermédiaire : «le processus à l'oeuvre chez la première personne du mot d'esprit [...] semble désormais ne pouvoir trouver le repos qu'après avoir réussi, *par l'intermédiaire de la tierce personne insérée dans le processus*, à obtenir l'allégement général grâce à la décharge» [63].

Ainsi, aux explications évolutionniste et stratégique justifiant la présence du tiers, vient ici se joindre le constat d'une propriété inhérente au trait d'esprit, à savoir sa *nécessité d'être communiqué à autrui*, puisque l'auteur rit que «par ricochet» [64], soit : à la condition que l'auditeur ait d'abord ri. C'est, selon Freud, la *différence essentielle* qui permet de distinguer le trait d'esprit du *comique*, mais c'est aussi celle qui, et non moins essentiellement, vient rompre l'analogie avec le *rêve* : «le rêve est un produit psychique parfaitement asocial, il n'a rien à communiquer à autrui; [...] le mot d'esprit, par contre, est la plus sociale de toutes les activités psychiques ayant pour but un gain de plaisir. [Et là encore, il ajoute :] il a souvent besoin de trois personnes et exige, pour être mené à son terme, que quelqu'un d'autre prenne part au processus psychique qu'il a suscité» [65].

---

60. *Ibidem*, mots soulignés par nous.
61. *Ibidem*, p.282.
62. *Ibidem*, p.284, mots soulignés par nous.
63. *Ibidem*, p.236, mots soulignés par nous.
64. *Ibidem*, p.283.
65. *Ibidem*, p.320-321.

2 - L'absence de l'injurié ?

Le «colportage»

Pourquoi un tiers ? Les traits d'esprit se racontent peut-être tout autant et sans doute davantage qu'ils ne se font ; ils se «colportent», comme le dit si bien Sarah Kofman, et comme c'est le cas de la plupart des exemples de Freud. Le qualificatif de *soporiphile rouge* désignant l'écrivain est un de ces mots attribués au fameux «monsieur N...» qui sont de notoriété publique et «dans toutes les bouches» [66]. Le jeu sur le nom propre *Rousseau* est une histoire qu'un professeur vient de lire et qu'il raconte à ses élèves en en riant encore. Et la réponse du «tac au tac» faite au *Très Gracieux Seigneur* est sans nul doute le produit d'un «colportage».

Est-ce à dire pour autant que les «premiers» auditeurs de ces traits d'esprit aient joué un véritable rôle de tiers ? Ou en d'autres termes, l'auditeur d'un trait d'esprit spontané, créé et non plus raconté, peut-il être considéré comme un tiers ? N'y a-t-il pas là une sorte d'inversion des rôles ? Encore une fois, il s'agit pour Freud de mettre en évidence les «tendances», et d'autre part de différencier le trait d'esprit du comique. Du coup, la «personne-objet» du comique prend la place de «deuxième personne» (comme la nomme à son tour Sarah Kofman, qui reprend, elle aussi, ce schéma des trois personnages), en tant qu'elle est visée par les tendances. Dans ces conditions, le rôle de tiers revient évidemment à l'auditeur.

Or c'est là, de notre point de vue, que le bât blesse, car en s'en tenant aux seules positions dans le discours, *lorsque le trait d'esprit est raconté*, il n'y a pas de «deuxième personne», il y a un *référent*, celui dont on parle. *Il n'y a pas*, par conséquent, *de tiers* puisqu'*il n'y a pas trois personnes, mais seulement deux* : l'*auteur*, ou disons le colporteur, le conteur du trait d'esprit, et l'*auditeur*, celui auquel le discours s'adresse, auquel le trait d'esprit est raconté, le «contaire».

66. *Ibidem*, p.67, note 1.

Mais même lorsque le trait d'esprit est vécu sur le moment et non plus raconté, la plupart du temps il se fait à l'insu de celui qui en fait les frais. Si «monsieur N..» se permet de traiter l'écrivain en question de cette façon, c'est bien parce que ce dernier n'est pas présent. De même, celui qui se livre au jeu sur le nom du jeune homme qu'on vient de lui présenter le fait discrètement, en aparté, ou tout au moins sans que ce dernier puisse l'entendre. Et ce ne sont pas là des cas particuliers ! Si l'on examine de ce point de vue la plupart des traits d'esprit, on s'aperçoit que la personne dont il est question n'est pas présente, ou tout au moins qu'elle n'a pas connaissance directement et sur le moment des propos la concernant (cette nuance étant particulièrement importante à l'ère de l'audio-visuel).

L'allusion

Certains exemples semblent pourtant s'inscrire en faux et aller à l'encontre de cette thèse. Ainsi cette «anecdote américaine» relatée par Freud, dans laquelle se trouvent bel et bien présents, *dans la scène où se fait le trait d'esprit*, les trois personnages : l'auteur, la «personne-objet», et celui qui ici mérite bien son nom, le tiers. Pour la résumer le plus brièvement possible :

> Il s'agit de «deux hommes d'affaires peu scrupuleux» parvenus à acquérir une confortable fortune mais non à s'imposer à la «bonne société». Ayant fait peindre leurs portraits par le peintre en vogue de la ville, ils les présentent, lors de la soirée d'inauguration, à un critique d'art renommé. Celui-ci, dit Freud, «regarde longuement les peintures, puis il hoche la tête comme s'il déplorait l'absence de quelque chose, et se contente de demander, en désignant du doigt l'espace vide entre les deux toiles : «*And where is the Saviour ?* [«Mais où est donc passé le Rédempteur?» ou bien : « Je regrette de ne pas voir ici le portrait du Rédempteur»]» [67].

67. *Ibidem*, p.151.

Pour Freud, qui prend cet exemple pour expliquer la technique de l'*allusion*, «le sens de ces paroles est clair» et renvoie à une vision analogue, celle du «portrait du Messie placé entre deux autres portraits», c'est-à-dire du «Christ en croix entre les deux larrons». Et, selon lui, «le critique a voulu dire mais sans le pouvoir : «vous êtes une jolie paire de coquins» [68]. Sans doute, mais si le sens en est si clair, n'est-ce pas parce que Freud se place au niveau de l'anecdote, c'est-à-dire du trait d'esprit raconté [69] ?

Dans la scène vécue, le sens de la question «Et où est le Rédempteur ?» n'est peut-être pas si univoque, même si elle fait bien référence à la scène de la crucifixion. Le critique d'art a-t-il vraiment voulu traiter ses hôtes de «coquins» ? Et, tout d'abord, s'adresse-t-il uniquement à ceux-ci ou tout autant aux invités qui les accompagnent, aux aguets quant à l'avis qui sera formulé ? Les deux hommes, ne l'oublions pas, ne sont pas acceptés par cette société qui pourtant est là, présente à la réception, en quelque sorte en porte-à-faux, tout comme le critique d'art qui, du fait de sa notoriété, en devient le porte-parole. Celui-ci est interrogé sur la valeur artistique des portraits, sur l'oeuvre du peintre, et non sur les sujets. Répondre serait accepter de dialoguer sur le même plan et donc entrer dans le jeu de ces personnages voulant à tout prix faire partie de ladite société. En posant à son tour une question, il se dérobe ainsi à la réponse, tout en dirigeant l'attention vers ce qui représente *sa* propre situation : entre deux coquins, confondu avec eux, comme le Christ l'était entre les deux larrons, avec l'inter-

---

68. *Ibidem*, p.152.

69. Alors que l'allusion est un peu comme une parole d'oracle qui a plusieurs interprétations possibles, l'histoire racontée perd cet aspect sibyllin au profit du sens univoque de la prédiction réalisée. Et comme le remarque Michel Neyraut : «Ce n'est point le fait du hasard que le mot d'esprit se fasse entendre dans une «histoire drôle», c'est bien d'une histoire en effet qu'il s'agit pour autant qu'elle met en place avant même l'énoncé proprement dit un réseau de logiques qui fait l'objet d'une *convention*. Ne rit que qui veut bien rire, c'est-à-dire accepte la convention et plus encore la connivence qu'implique un réseau commun de logiques possibles». *Les logiques de l'inconscient*, Paris, Hachette, 1978, p.131.

rogation sous-jacente : doit-il lui aussi se sacrifier pour eux, comme le Christ s'est sacrifié pour tous les pécheurs de l'humanité?

Bien sûr cette interprétation n'élimine pas l'autre : le portrait manquant du «Rédempteur» désigne du même coup les portraits présents comme ceux de deux «larrons». Le renvoi à la scène de la crucifixion peut n'être même que le prétexte à lancer cette sorte d'appel : où est celui qui seul pourrait me tirer d'une telle situation ? Mais là encore, laquelle ? Celle, toujours délicate et difficile, d'avoir à donner son avis sur l'oeuvre d'un artiste ? Ou celle, bien particulière, qui l'oblige à répondre, et donc à prendre en considération deux personnes qu'il voudrait ignorer, mais dont il est l'invité ?

De ces trois interprétations (et peut-être d'autres que nous n'aurions pas perçues), laquelle a prévalu pour chaque personne présente dans la scène ? Nous serions bien en peine de le dire. Nous sommes loin, en tout cas, du sens univoque du trait d'esprit raconté, qui fait de l'allusion la «figuration indirecte» de l'injure que le critique voudrait adresser aux hôtes : «vous êtes une jolie paire de coquins». Si tel était le cas dans la scène vécue, l'effet injurieux aurait toutes chances de l'emporter sur l'effet spirituel.

En réalité tout dépend de la réaction des personnes concernées. Or il est évident que les deux hôtes ont tout intérêt à jouer le jeu. S'arrêter sur la formule, ou encore, demander des explications au critique : «que voulez-vous dire?», indiquerait qu'ils se sont reconnus, et lèverait alors le doute que laisse planer l'allusion. Mieux vaut en rire, ou du moins en sourire, et faire comme s'ils n'étaient pas concernés, ou encore comme s'ils étaient seuls à comprendre ce que voulait insinuer le critique, entrant en quelque sorte en connivence avec lui. Ce n'est qu'à cette condition que, du côté des invités - donc du tiers présent dans la scène -, l'effet spirituel peut se produire. Si les deux hommes d'affaires s'étaient montrés blessés, certains sans doute auraient ri «sous cape», mais il y a fort à parier que tous se seraient sentis gênés et mal à l'aise, ce qui évidemment irait à l'encontre de l'effet spirituel.

La technique de l'allusion évite peut-être, comme le dit Freud, l'injure directe mais, de notre point de vue, elle offre surtout la faculté à la «personne-objet», à la «deuxième personne», présente dans la scène, *de ne pas se montrer concernée*, et cela, même dans le cas où les paroles lui sont directement adressées.

Ainsi dans la scène vécue, et non plus racontée, de l'exemple du *Très Gracieux Seigneur*, l'homme interpellé, en faisant comme s'il n'avait pas compris l'allusion dissimulée sous la question : «Votre mère est-elle un jour allée au château ?» (ou, ce qui revient au même, en la prenant au sens propre), peut jouer le jeu et renvoyer une réplique qui répond aussi bien au sens propre qu'au sens allusif : «elle non, mais mon père oui». C'est bien ce qui permet au Prince, à son tour, de «sauver la face», c'est-à-dire de faire comme s'il n'était pas concerné par le sens allusif, et au besoin de rire de l'«erreur», et même de l'effet spirituel de la réponse «du tac au tac». Pas plus vis-à-vis du tiers (les personnes présentes de l'escorte ou de la foule) que vis-à-vis d'eux seuls, ils n'ont intérêt à donner le moindre signe d'une offense, car ce serait un aveu, et du même coup l'effet spirituel s'effacerait devant l'injure. Mais ni l'un ni l'autre ne sont dupes, ils savent de quoi ils parlent, et s'ils jouent la naïveté, c'est pour ne pas donner à l'autre cette satisfaction.

Freud cite précisément ces deux exemples comme cas d'«obstacle extérieur», donc en se référant à la scène vécue, et c'est à leur propos qu'il évoque le plus clairement l'injure: «La tendance vise, dans l'un des cas [Très Gracieux Seigneur], à répondre à l'auteur de l'insulte en lui rendant la pareille, dans l'autre [Et où est le Rédempteur ?], à prononcer des paroles insultantes au lieu d'émettre l'avis autorisé qu'on sollicitait de vous» [70].

Toujours est-il que, si dans les deux cas il n'y a pas effet injurieux mais effet spirituel, c'est bien parce que la «personne-objet» y consent. En ne se montrant pas atteinte, et à la limite, pas concernée par les propos tenus, elle permet

70. *Op. cit.*, p.224, entre crochets : E.L.

à ce qui aurait été une injure, certes spirituelle mais injure quand même, de devenir un trait d'esprit.

Une cible mais pas une victime

En insistant sur l'implication nécessaire de trois personnes dans le trait d'esprit, Freud est conduit à une autre conséquence, à nos yeux encore plus importante, conséquence qui, encore une fois, est directement issue de sa description du scénario originel de la grivoiserie, dans lequel la femme est agressée en présence d'un tiers.

Que la «résistance» de celle-ci ne soit que pure coquetterie, ou son «embarras» qu'un «aveu» de plaisir, pour Freud, cela ne fait aucun doute, on l'a vu : la grivoiserie «présuppose à l'origine la présence d'une femme éprouvant de la gêne» [71]. Soit. Et admettons encore (même si c'est sans conviction) que, continuant à penser la femme présente, «celui qui rit de la grivoiserie qu'il entend, rit de la même manière que celui qui est spectateur d'une agression à caractère sexuel» [72].

En revanche, comment comprendre cette description du trait d'esprit obscène : «il fait du tiers qui, à l'origine, perturbait la situation sexuelle, *un allié devant lequel la femme ne peut qu'avoir honte*, et ce, en ceci qu'il le soudoie en lui communiquant son gain de plaisir». Description dont Freud donne aussitôt la réplique pour le trait d'esprit hostile: «Dans le cas de la tendance agressive, il utilise le même moyen pour transformer l'auditeur, qui au début était indifférent, en un compagnon de haine ou de mépris et il crée à son ennemi une foule d'adversaires, là où initialement il n'y en avait qu'un seul» [73]. Et, plus haut, en expliquant cette «nouvelle technique», il avait de plus indiqué : «nous réussissons [...] à jouir de l'avoir dominé, jouissance dont la tierce personne [...] nous donne témoignage par son

71. *Ibidem*, p.192.
72. *Ibidem*, p.189.
73. *Ibidem*, p.247, mots soulignés par nous.

rire» [74].

Ainsi, non seulement la réaction de la «personne-objet» (la honte de la femme, la défaite de l'adversaire) est prise en compte, mais il importe qu'elle se manifeste *devant* le tiers, et que celui-ci en «*donne témoignage*». Autrement dit, l'effet spirituel ne se contenterait pas d'une cible (personne-objet de la tendance), il faudrait encore que celle-ci devienne une *victime*, ce qui, à notre avis, est totalement erroné, car c'est en général le phénomène inverse qui se produit : le rire du tiers disparaît et fait place à la gêne (si ce n'est à la honte) dès qu'apparaissent chez la «deuxième personne» les signes d'une offense.

Combien de ces propos spirituels ou non, médisances, dénigrements, sobriquets, moqueries, etc… qui constituent la nourriture de nombre de conversations, pourraient-ils être tenus en présence de leurs cibles ? Combien d'auditeurs accepteraient de jouer les rôles de tiers ? Gageons que la complaisance, le soutien voire la complicité, s'évanouiraient du même coup, laissant place au malaise, ou provoquant peut-être même un renversement de situation ! En d'autres termes : *une cible, oui* mais *une victime, non*.

Le cas particulier de la presse est intéressant aussi de ce point de vue, car les auteurs de propos ou de caricatures humoristiques s'adressent aux lecteurs (ou aux spectateurs, s'il s'agit de la télévision), tout en sachant que la cible elle-même en aura connaissance, de manière immédiate ou différée, ce qui d'une certaine façon, équivaut à la présence, mais pas tout à fait cependant, et c'est sans doute là que réside une bonne part de la perfidie de ce moyen. Même si la cible réagit en victime et «porte plainte», le décalage dans le temps, la non-simultanéité des paroles et de la réaction, font qu'elle ne sera pas victime sous le regard du tiers, au moment où les propos sont tenus. Sa «plainte» diminuera peut-être l'effet spirituel a posteriori (si tant est que ce soit possible) mais elle n'en constituera pas une opposition sur le moment (précisément du fait du décalage).

74. *Ibidem*, p. 198, crochets : E.L.

Les conditions susceptibles de provoquer un effet contraire, que décrit Freud, vont bien dans ce sens de l'importance de la présence de la personne concernée. Le lien unissant l'auditeur à la cible du trait d'esprit, et qui l'empêche de goûter l'effet spirituel, n'équivaut-il pas d'une certaine façon pour celui-ci à se mettre à la place de la cible, et à se considérer alors comme la victime ?

En résumé, pour nous, le scénario de l'intervention (il faudrait ajouter : simultanée) des trois personnes, que décrit Freud, avec sa principale conséquence, la *«victimisation» de la cible* («personne-objet» ou «deuxième personne»), ne serait pas celui du trait d'esprit mais tout simplement celui de *l'injure*. Le *trait d'esprit*, lui, serait bien alors une *injure évitée* (mais ici du point de vue de l'effet et non des mots).

C - Nuire et/ou plaire

Une telle conclusion n'est pas sans entraîner d'importantes conséquences et ne peut que susciter des questions. Car à maintenir que le trait d'esprit serait une injure évitée, on retombe sur l'idée que c'est l'injure qui est première, et que le trait d'esprit ne fait en quelque sorte que la détourner de son véritable destinataire. La cible, pour n'être pas victime, n'en serait donc pas moins cible.

Pourtant une première question s'impose : dans quelle mesure peut-on encore parler de «tendance» injurieuse, d'«intention de nuire», dès lors que les conditions pour en obtenir l'effet ne sont pas réunies, ou plus exactement dès lors que celui auquel il est question de nuire n'est pas atteignable ? En d'autres termes, le rôle de la «tendance hostile» n'est-il pas à revoir ? Ne devrait-on pas s'intéresser davantage à ce qui sous-tend la relation entre l'auteur et l'auditeur du trait d'esprit ?

Enfin, deuxième question qui n'est qu'une conséquence directe de la première : si c'est bien d'une relation à deux dont il s'agit dans le trait d'esprit, et non à trois, dans quelle mesure la «deuxième personne», la cible précisément, est-elle encore à prendre en considération ? Ou pour poser la question autrement : la cible n'est-elle cible que comme condition nécessaire à la constitution de cette relation à deux ?

«Simple échange libidinal» ou complicité forcée ?

Sarah Kofman, même si elle s'en tient elle aussi au scénario à trois, ne peut s'empêcher (tout comme Freud lui même, on l'a vu) de se pencher à plusieurs reprises sur la *nature de la relation* qui s'établit entre *auteur* et *auditeur* (qu'elle nomme bien sûr «première» et «troisième» personne). Et si la description «sexiste» de Freud concernant la grivoiserie l'amène à ironiser : «la grivoiserie semble être une affaire d'hommes [...] «sur le dos des femmes»», elle insiste et précise plus loin : «au couple hétérosexuel primitif s'est substitué un couple «homosexuel» [...] dans cette nouvelle situation où l'homme s'est détourné de la femme, celle-ci n'est plus que l'occasion d'un *simple échange libidinal* «entre hommes»» [75].

Si, selon notre point de vue, l'esprit obscène n'est qu'un cas particulier de l'esprit hostile, «l'accord sur le plan psychique» nécessaire entre auteur et auditeur, le rire «par ricochet» de celui qui élabore ou «colporte» le trait d'esprit, subordonné ainsi au plaisir de celui qui le réceptionne, ne seraient-ils pas tout autant les manifestations d'un «échange libidinal» entre personnes du même bord, de la même opinion, du même monde, à défaut d'être du même sexe ? Et comme la femme dans la grivoiserie, la «personne-objet» du trait d'esprit tendancieux, la cible, ne représenterait-elle que «l'occasion» de cet échange ?

Alliance sans doute, mais Sarah Kofman le remarque: «l'alliance avec le tiers [l'auditeur] n'est pas exclusive d'une certaine dose d'agressivité à son égard» ; et elle conclut :

75. S. Kofman : *Pourquoi rit-on ?*, Paris, Ed. Galilée, 1986, p.171 et p.176. crochets et mots soulignés de E.L.

«Reste à comprendre pour quelle raison existent entre première et troisième «personne» [auteur et auditeur] ces rapports conflictuels qui ne les empêchent pourtant pas de se prêter l'un à l'autre concours...» [76].

Bien que nous ne prétendions pas répondre, la description «sexiste» de Freud du scénario de la grivoiserie nous laisse pourtant entrevoir une piste. Le séducteur-agresseur, en prenant pour allié «un autre homme», ne pousse-t-il pas celui-ci à une *complicité forcée*, l'obligeant du seul fait qu'il est homme, à se mettre de son côté, et à se liguer contre la femme, du seul fait de la différence sexuelle ? Modèle type d'une complicité qui, au nom de la différence, sexuelle ici, raciale ailleurs, ou plus généralement d'«espèce», se doit d'aller de soi (tout comme va de soi, pour Freud, le fait que cet «autre homme» ne puisse que soutenir l'agresseur), mais dont on peut néanmoins se demander s'il ne lui est pas fait de quelque façon violence.

Dans cette perspective, la «composante sadique de la pulsion sexuelle» ne peut plus jouer le rôle que Freud lui assigne, c'est-à-dire par rapport à la «victimisation» de la cible, que ce soit dans la grivoiserie, pour expliquer le changement de caractère de l'agression, du fait de la résistance de la femme, ou de façon plus générale, pour justifier le fait que les mots d'esprit agressifs sont plus aisés à certaines personnes qu'à d'autres [77]. En revanche, cette *«composante sadique»* serait alors à prendre davantage en compte dans la nature de la relation auteur-auditeur. «Echange libidinal» certes mais dont l'«échange» reposerait en fait au départ, avant l'«allégement général», avant que le rire ne se déclenche, sur une véritable agression de l'auditeur lui-même.

«Pour de rire»

Le rire, n'est-ce pas ce qui rapproche le trait d'esprit

---

76. *Ibidem*, p.157, entre crochets E.L.
77. *Op. cit.*, p.192 et p.262.

de ce dont Freud entend précisément le différencier, c'est-à-dire du comique ? Pourtant l'auditeur du trait d'esprit n'est-il pas en fin de compte dans une position semblable à celui qui «trouve» le comique, si ce n'est qu'on le lui impose? Et la «décharge» du rire ne revient-elle pas au fond, tout comme dans le comique, à «comparer», à évaluer deux «dépenses d'investissement» : celle, un moment envisageable de la cible en tant que victime, et la constatation qu'il n'en est rien ? L'économie ainsi réalisée procurerait alors l'«allégement général», le soulagement, le rire, et...l'«échange libidinal». Mais une telle hypothèse va évidemment à l'encontre de ce qui pour Freud représente la base de la différenciation, c'est-à-dire la relation triangulaire constitutive du trait d'esprit.

«Pour de rire», cette expression empruntée au langage enfantin rendrait assez bien compte du rôle de la cible : faire semblant, faire croire à l'intention de nuire, le temps du trait d'esprit, «occasion», prétexte de l'«échange libidinal».

Avec le rôle de la cible, c'est celui de la tendance hostile qui est alors en question. Car si Freud insiste sur le fait que, dans la «psychogénèse de l'esprit», elle n'apparaît que «secondairement», il la place, d'un point de vue topique cette fois, du côté du «primaire», du côté du refoulé et de l'inconscient. En n'étant plus qu'une «occasion», qu'un moyen et non pas une fin, la tendance hostile ne pencherait-elle pas alors davantage du côté du «secondaire» (celui de l'«élaboration secondaire»), se chargeant de donner un sens cernable et acceptable par le conscient, assumant, pourrait-on dire, toute l'agressivité ? Alors que, primaire celle-là, et véritablement inconsciente, la tendance hostile, «composante sadique de la pulsion sexuelle», en serait le ressort, à la recherche de sa «cible», un partenaire potentiel à «séduire», l'auditeur du trait d'esprit.

2

L'INJURE : UN TIERS EXCLU ?

Si nous avons voulu démêler le trait d'esprit de l'injure, c'est évidemment parce qu'il représentait une sorte de cas extrême, limite, de celle-ci, «à fleur de peau» précisément. Et si notre hypothèse se tient, il suffit donc, pour que du trait d'esprit on passe à l'injure (spirituelle peut-être, mais injure d'abord), que le schéma à trois personnages soit rétabli : que le référent, celui dont on parle, devienne non seulement une cible, celui qui est visé, mais une victime potentielle, celui à qui l'on veut nuire.

En théorie, oui, mais en pratique la distinction n'est pas toujours facilement repérable. Même si bon nombre d'injures que nous nommons «référentielles» du fait qu'elles ne s'adressent pas directement (dans l'acte de discours) à l'injurié, notamment dans le domaine politique, utilisent le plus souvent les techniques du trait d'esprit, en présence sinon réelle, du moins potentielle (voie de presse, etc.), de leurs cibles, il est cependant peu probable qu'elles veuillent faire de celles-ci des victimes [78]. Reste que, à la différence du «pur» trait d'esprit, la cible ne peut faire autrement que d'être, malgré tout, malgré les règles du jeu pourrait-on dire, d'une certaine façon touchée, car qu'elle soit ici aussi prétexte, «occasion» même, il lui serait cependant bien difficile de ne pas être concernée.

Curieusement, le résultat de cette confrontation nous a finalement amenée à inverser les schémas-types : le trait

78. Cf. pour l'analyse de ce type d'injure, *L'effet injure*, *op. cit.*

d'esprit, relation à deux, alors qu'il est représenté comme le type même de la relation à trois ; l'injure, relation à trois, alors que seule la relation entre les deux antagonistes est généralement prise en compte.

Mais, objectera-t-on, l'injure «à trois» (de type «référentiel») n'est qu'un cas particulier, le plus souvent l'injure est directe (de type «interpellatif»), parfois en présence d'un témoin mais parfois strictement entre injurieur et injurié. Que devient dans ces conditions le schéma à trois?

Deuxième question : le *tiers* ? Comment est-il défini ? Qui tient ce rôle ? Cette dénomination indiquant un troisième personnage (ou troisième rôle) est plus ambiguë qu'il n'y paraît au premier abord. Où se situe-t-il ? On vient de le voir avec le trait d'esprit : est-ce celui auquel le locuteur s'adresse à propos de quelqu'un d'autre, c'est-à-dire est-ce le locutaire, ici *l'injuriaire ?* Ou bien est-ce celui dont il est question, le référent, celui dont deux interlocuteurs parlent précisément (grammaticalement) «à la 3ème personne», c'est-à-dire la cible, serait-ce à dire *l'injurié ?* C'est la raison pour laquelle, dans le titre de ce chapitre, nous avons laissé planer l'ambiguïté : *un*, et non *le,* tiers exclu ?

Nous commencerons par la seconde interrogation car elle introduit une remise en cause fondamentale dans l'aspect relationnel de l'injure.

Qui est le tiers ?

Le tiers, c'est le troisième : lapalissade apparemment, qui porte bien sûr à sourire. Mais «troisième» par rapport à quoi ? Situé dans une série, on ne l'appelle pas le tiers mais le troisième. Pour qu'on puisse parler d'un tiers, il faut tout d'abord que le nombre soit limité à trois.

Une troisième personne

A partir de ce nombre trois, deux types de relation peuvent définir le tiers.

L'une est une relation d'égalité : résultat d'une division

d'un tout en trois fractions égales, le tiers représente l'une d'elles, indifféremment peut-on dire.

L'autre est une relation d'inégalité, de un par rapport à un bloc de deux, et dans laquelle le tiers est celui qui est en plus, en supplément, des deux : relation de 2 + 1 (ou même 1 + 2) mais non pas de 1 + 1 + 1 ; situation qui tout en insérant le tiers dans une relation à trois l'exclut de la relation à deux.

Place ou rôle typique du témoin, mais aussi de l'arbitre et du juge, qui se doit de n'être ni pour l'une ni pour l'autre des deux parties avec lesquelles il fait pourtant un tout ; mais comment ne pas voir que dès qu'il prononce son verdict, de juge il devient partie. Place ou rôle tout aussi bien de tout le monde et de n'importe qui : quidam quelconque, à qui il advient d'être pris à témoin; population dont on veut qu'elle ait une «opinion publique», etc... Le tiers c'est celui qui est extérieur à une relation à deux - au minimum un couple, mais par extension un groupe, une famille etc...-, celui qui n'en fait pas partie.

Ce rôle de témoin, d'intermédiaire, c'est celui que nous avons désigné comme l'injuriaire, celui auquel s'adresse le discours mais qui n'en est pas la cible, celui de l'auditeur du trait d'esprit dans le schéma de Freud, celui qu'il s'agit précisément de «mettre de son côté» [79].

Il n'en reste pas moins que, dans cette optique, malgré le détour du discours, la relation en cause demeure celle entre l'injurieur et l'injurié, par rapport à laquelle précisément le tiers est *une* troisième personne.

En remettant en question le schéma du trait d'esprit, en redonnant du même coup la priorité aux positions dans le discours, c'est la relation auteur-auditeur qui devient primordiale. Le rôle de tiers, dans ces conditions, reviendrait à celui dont il est question dans cette relation, celui qui, d'un point de vue strictement grammatical est désigné par «*la* 3ème personne».

---

79. «"Mettre les rieurs de son côté", telle est la locution parfaitement adéquate qu'a trouvée notre langue» dit Freud. *Op.cit.*, p.199.

«La 3ème personne»

Il est particulièrement intéressant de se pencher sur les analyses qu'Emile Benveniste consacre à la question de ce que la grammaire française nomme les «personnes» [80] car, dit-il, «contrairement à ce que notre terminologie ferait croire, elles ne sont pas homogènes» [81]. La «3ème personne» a précisément un statut particulier (dans toutes les langues) qui l'oppose aux deux autres et qu'il définit ainsi :

«Dans les deux premières personnes, il y a à la fois une personne impliquée et un discours sur cette personne. «Je» désigne celui qui parle et implique en même temps un énoncé sur le compte de «je» : disant «je», je ne puis ne pas parler de moi. A la 2ème personne, «tu» est nécessairement désigné par «je» et ne peut être pensé hors d'une situation posée à partir de «je» ; et en même temps, «je» énonce quelque chose comme prédicat de «tu». Mais de la 3ème personne, un prédicat est bien énoncé, seulement hors du «je-tu» ; cette forme est ainsi exceptée de la relation par laquelle «je» et «tu» se spécifient. Dès lors, la légitimité de cette forme comme «personne» se trouve mise en question.

Nous sommes ici au centre du problème. La forme dite de 3ème personne comporte bien une indication d'énoncé sur quelqu'un ou quelque chose, mais non rapporté à une «personne» spéficique. L'élément variable et proprement «personnel» de ces dénominations fait ici défaut. C'est bien «l'absent» des grammairiens arabes [82]. Il ne présente que l'invariant inhérent à toute forme d'une conjugaison. La conséquence doit être formulée nettement : la «3ème personne» n'est pas une «personne»; c'est même la forme

---

80. Notamment dans deux études : l'une de 1946, sur les «Structures des relations de personnes dans le verbe», et l'autre en 1956, sur «La nature des pronoms». E.Benveniste : *Problèmes de linguistique générale, 1*, Paris, Gallimard, 1966, p.225-236 et p.251-256.

81. *Ibidem*, p.228.

82. Plus haut Benveniste avait insisté sur la justesse de la terminologie utilisée par les grammairiens arabes : la première personne étant «celui qui parle», la deuxième, «celui à qui on s'adresse» et la troisième, «celui qui est absent». *Ibidem.*

verbale qui a pour fonction d'exprimer la *non-personne*» [83].

Statut particulier donc de cette 3ème personne, qui va directement dans le sens de notre perspective de faire du *tiers*, non plus celui auquel on s'adresse, mais celui dont on parle, celui qui est «*hors du «je-tu»*».

Statut d'exclu, dirons-nous, mais qui a de plus la caractéristique de se définir non par ce qu'il est mais par ce qu'il n'est pas, par une négation : une «*non-personne*».

De cette distinction découle un certain nombre de «propriétés» qui, selon Benveniste, appartiennent en propre précisément à la «3ème personne» et qui sont suffisamment importantes pour notre propos pour que, sans les reprendre dans le détail, nous les énumérions néanmoins.

- «De fait, elle sert toujours quand la personne n'est pas désignée et notamment dans l'expression impersonnelle.»

- «...une caractéristique des personnes «je» et «tu» est leur *unicité* spécifique : le «je» qui énonce, le «tu» auquel «je» s'adresse sont chaque fois uniques. Mais «il» peut être une infinité de sujets [84] - ou aucun.»

- «Une seconde caractéristique est que «je» et «tu» sont inversibles : celui que «je» définis par «tu» se pense et peut s'inverser en «je», et «je» (moi) devient un «tu». Aucune relation pareille n'est possible entre l'une de ces deux personnes et «il» en soi ne désigne spécifiquement rien ni personne.»

- ... «La «troisième personne» est la seule par laquelle une *chose* est prédiquée verbalement.» [85]

A la fin de l'article sur «La nature des pronoms», il résume et complète ainsi : «Ce qu'il faut considérer comme distinctif de la «3ème personne» est la propriété 1° de se combiner avec n'importe quelle référence d'objet ; 2° de

83. *Ibidem.*

84. Ce qui le distingue encore du point de vue du pluriel : «Seule la «troisième personne», étant non-personne, admet un véritable pluriel.» Alors que «la distinction ordinaire du singulier et du pluriel doit être sinon remplacée, au moins interprétée, dans l'ordre de la personne, par une distinction entre *personne stricte* (= «singulier») et *personne amplifiée* (= «pluriel»).» *Ibidem*, p.235-236.

85. *Ibidem*, p.230.

n'être jamais réflexive de l'instance de discours ; 3° de comporter un nombre parfois assez grands de variantes pronominales ou démonstratives ; 4° de n'être pas compatible avec le paradigme des termes référentiels tels que *ici, maintenant etc.*» [86].

A cela s'ajoute cette remarque sur «quelques-uns de ses emplois particuliers dans le domaine de la «parole»» : «On peut l'affecter à deux expressions de valeur opposée. *Il* (ou *elle*) peut servir de forme d'allocution vis-à-vis de quelqu'un qui est présent quand on veut le soustraire à la sphère personnelle du «tu» («vous»). D'une part, en manière de révérence [...]. D'autre part, en témoignage de mépris, pour ravaler celui qui ne mérite même pas qu'on s'adresse «personnellement» à lui.» [87]

Si nous attachons tant d'intérêt à ce que dit Emile Benveniste de «la 3ème personne», c'est bien parce qu'à chaque énoncé la concernant, à chaque caractéristique la distinguant des deux autres, vient s'associer aussitôt pour nous le statut de l'*injurié*, et cela sans même parler de ce dernier «emploi particulier» - «en témoignage de mépris» - qui s'y réfère directement.

Comment ne pas être frappé en effet par cette opposition entre «l'unicité spécifique» de «je» et «tu», et «l'infinité de sujets - ou aucun», que représente «il» ? N'est-ce pas là précisément ce que nous avons tenté de montrer à partir du double sens de «spécifique» : l'un renvoyant au particulier, à l'individuel, à l'unique, et l'autre au général, au collectif, au semblable ? N'est-ce pas le procédé même de l'injure que de jouer de ces deux sens : d'inclure une personne dans une spécificité collective, pour l'exclure du «je-tu», et nier ainsi sa spécificité individuelle ? Créer une espèce, une race, pour nier toute individualité et toute individuité [88], pour faire qu'une personne devienne une «3ème personne», une «non-personne», un tiers exclu ?

---

86. *Ibidem*, p.256-257 : «propriété» dont les divers aspects ont été évidemment développés tout au long de l'article.

87. *Ibidem*, p.231.

88. Cf. plus haut «L'injure dite raciste», notamment p.46sq.

Exclu de quoi ?

Si faire de l'injurié un tiers exclu est compatible avec la situation de l'injure «à trois», dans laquelle il est bien une troisième personne dont on parle précisément «à la 3ème personne», qu'en est-il *lorsque l'injure est interpellative*, c'est-à-dire lorsque celui qui injurie s'adresse directement à lui, l'injurié ? Nous retrouvons là notre première objection.

La «réalité de discours»

On pourrait ici reprendre la question que pose Benveniste : «Quelle est donc la «réalité» à laquelle se réfère *je* ou *tu* ?» et dont il donne aussitôt la réponse : «Uniquement une «réalité de discours», qui est chose singulière» [89].

Faire de l'injurié un tiers, ce n'est pas le considérer comme une troisième personne, mais faire que «tu», «2ème personne», devienne un «il», «3ème personne», exclue de la «réalité à laquelle se réfère *je* ou *tu*».

Dans ces conditions, l'adresse directe n'est pas un obstacle, elle permet même de donner toute sa dimension à la subsitution opérée, c'est-à-dire à la *négation* de la personne, au passage du statut de personne à celui de *non-personne*.

Un tiers exclu : la résonance avec le principe de logique trouve ici un véritable écho. Car pour être admise en tant que personne il n'y a que deux possibilités ou plus exactement qu'une alternative : être *je* ou *tu*. Au dehors, point de salut !

Soit, mais reste que, à la différence de ce qui se passe avec l'injure «à trois», même si l'on s'en tient à cette réalité de discours, ici c'est une seule et même personne qui est à la fois et simultanément prise d'une part comme «2ème personne» (locutaire et celui auquel le discours s'adresse, injuriaire), et d'autre part transformée en non-personne, niée en tant que personne, comme injurié. Une seule et

89. *Op. cit.*, p.252.

même personne qui devient en quelque sorte témoin de sa propre négation, tout cela n'étant en fait mis en scène, orchestré, que par la «1ère personne», le «je», l'injurieur.

Ne se retrouve-t-on pas alors devant cette même «stratégie» à trois : mettre *tu* du côté de *je* pour exclure *il*, si l'on donne la priorité à la relation injurieur - injurié ou, en renversant les termes, exclure *il* pour mettre *tu* du côté de *je*, ce qui, comme nous tentons de le faire, met alors l'accent sur la relation injurieur-témoin ?

Du «je» au «nous» : de la «réalité» à la fiction

Toujours est-il que, d'un côté comme de l'autre, que l'on privilégie l'une ou l'autre relation, ce qui au départ n'était qu'un *je* devient en quelque sorte, du fait de cet aspect tridimensionnel, un *nous*. «Je» passe du singulier au pluriel, passage qui, précisément, si l'on se réfère à nouveau à E. Benveniste, n'est pas une simple «multiplication».

«Il est clair en effet [nous dit-il] que l'unicité et la subjectivité inhérentes à «je» contredisent la possibilité d'une pluralisation. S'il ne peut y avoir plusieurs «je» conçus par le «je» même qui parle, c'est que «nous» est, non pas une multiplication d'objets identiques, mais une *jonction* entre «je» *et* «non-je», quel que soit le contenu de ce «non-je». Cette jonction forme une totalité nouvelle et d'un type tout particulier, où les composantes ne s'équivalent pas : dans «nous», c'est toujours «je» qui prédomine puisqu'il n'y a de «nous» qu'à partir de «je», et ce «je» s'assujettit l'élément «non-je» de par sa qualité transcendante» [90]. Et plus loin il précise : «D'une manière générale, la personne verbale au pluriel exprime une personne amplifiée et diffuse. Le «nous» annexe au «je» une globalité indistincte d'autres personnes» [91].

Dans l'injure «à deux», cependant, le «nous» n'est pas

---

90. *Ibidem*, p.233. Entre crochets, E.L.

91. *Ibidem*, p.235.

vraiment une «réalité» mais plutôt une *fiction* de discours. Fiction qui n'est due qu'à l'exclusion du «tu» du monde des personnes, c'est-à-dire à sa transformation en «il». Fiction que l'on pourrait caricaturer ainsi : au lieu de dire à un témoin «regardez-le», «je» dit à «tu» : «regarde-toi», le forçant à être témoin de lui-même, de ses caractéristiques les plus objectives, les plus observables de l'extérieur, à celles qui sont les plus intimes, connues des plus proches si ce n'est de lui seul, caractéristiques qui constituent la personne mais qui, du fait de cette fiction de discours, sont prises comme stigmates de la non-personne.

Ainsi, du côté de l'injurieur, *l'injure créerait, par elle-même, un «nous» là où il n'y avait qu'un «je»*, tout comme, du côté de l'injurié, elle crée une espèce, une race, là où il n'y avait qu'un individu.

La symétrie apparente cache évidemment une dissymétrie fondamentale : inclure l'individu dans une espèce revient à le nier, tandis qu'inclure «je» dans un «nous» en fait une «personne amplifiée», comme la nomme si bien Benveniste. A la négation de l'un correspond l'affirmation de l'autre. A la voix passive de l'un - l'individu *est inclus* - s'oppose la voix active, et même réfléchie, de l'autre - «je» *s'inclut* - avec de plus ici une ambiguïté particulièrement intéressante : «je» s'inclut-il dans «nous», ou s'inclut-il «nous» ?

La question, si l'on admet notre hypothèse, n'est-elle pas alors à poser dans les mêmes termes que ceux que nous avons proposés pour le trait d'esprit ? La «tendance hostile» (pour reprendre la terminologie de Freud) ne serait-elle pas à envisager aussi du côté de cette inclusion, de cette appropriation «forcée» d'un témoin, c'est-à-dire de la constitution du «nous» ? Ou pour poser la question autrement : l'injure ne se situerait-elle pas tout autant du côté de l'inclusion que de celui de l'exclusion ?

Un tel renversement de perspective entraîne évidemment un certain nombre de conséquences quant à la compréhension du mécanisme de l'injure, tant du côté de celui qui la produit que de celui qui la subit.

La première, que nous avons déjà évoquée à propos du trait d'esprit, et qui se situe du côté de l'injurieur, serait ce qu'on peut appeler la «secondarisation» de la «tendance hostile» vis-à-vis de l'injurié. Ou, ce qui revient au même, la mise en évidence d'une tendance «primaire» (au sens topique du terme, c'est-à-dire plus inconsciente) vis-à-vis d'un témoin réel ou fictif, tendance visant à obtenir la complicité de ce dernier, quand ce n'est pas à se l'approprier purement et simplement. «Secondarisation», parce que ce qui apparaît comme premier - le destinataire apparent de l'injure, l'injurié, la cible, la victime - ne serait alors que ce sur quoi seraient susceptibles de s'accrocher les «processus secondaires» relevant du conscient, permettant ainsi de faire sens. L'injurié serait donc «secondaire» dans les deux sens : second dans l'ordre d'importance, second par rapport à ce qui serait plus inconscient.

Du coup surgit aussitôt la question : en fonction de quoi l'injurié est-il «choisi» ? Est-ce en fonction de caractéristiques disons objectivement négatives (si tant est qu'elles soient définissables) ? Ou bien est-ce en fonction du «nous» qui pourra se constituer grâce à elles ? Etant donné notre hypothèse, nous pencherons évidemment du côté du «nous».

Du côté de l'injurié, les conséquences sont plus complexes, puisque c'est le jeu de l'injure que de faire croire à l'exclusion pour elle-même. Qu'il en soit le véritable but ou le simple prétexte, pour l'injurié cela ne change pas grand chose. Sans doute dans l'injure «à trois», mais dans celle «à deux», celle où l'injurié se trouve à la fois pris comme témoin et exclu comme «3ème personne», l'obligation de partager la même opinion ou la même référence, le fait donc d'être inclus de force pour la constitution du «nous», est peut-être là encore tout aussi important que l'exclusion dont il est l'objet.

Ce mécanisme n'est pas facile à décrire, mais schématiquement on pourrait dire que pour être exclu il faut d'abord être inclus ou, ce qui revient d'une certaine façon au même, pour être nié il faut d'abord exister. Le renversement de perspective, la prise en compte donc de la dimension d'inclusion, et non plus de la seule exclusion, permet de mieux voir que pour l'injurié s'instaure un décalage, une différence entre, d'une part, ce qu'il devrait ou voudrait être (et même devrait vouloir être) - ce pour quoi il est pris à témoin, inclus dans un «nous» - et, d'autre part, ce qu'il (n') est (pas) - ce pour quoi il est injurié, exclu hors du «nous».

En d'autres termes, l'exclusion ne serait pas «absolue», comme elle tend à le faire croire, mais «relative», contingente, contextuelle, dépendante de la seule constitution d'un «nous», celui-ci étant créé *hic et nunc*, et pour les besoins de la cause, par un «je». L'exclusion serait là encore «secondaire», quant à l'ordre d'importance et quant à la nature des processus, pour tout dire bien proche du conscient. Ce serait l'inclusion qui serait «primaire», plus importante et première dans le temps, mais aussi et surtout plus inconsciente.

Inclusion de force pourrait-on dire, mais qui veut encore jouer le jeu de la complicité, en faisant comme si l'injurié voulait ou devait vouloir adhérer aux mêmes «valeurs» que celles de «je». Reste que, à la différence de ce qui se passe dans le trait d'esprit, entre auteur et auditeur, la complicité que veut instaurer l'injurieur avec l'injurié demeure une violence et une véritable agression ; il ne s'agit plus d'un «échange libidinal». «Echange», non, mais le caractère «libidinal» de l'inclusion n'en subsiste pas moins; associé à l'agressivité, n'y reconnaît-on pas la «composante sadique de la pulsion sexuelle» ?

Dans cette optique, la question qui évidemment se pose, c'est de savoir dans quelle mesure l'inclusion de force, cette appropriation pure et simple de l'autre, ne constitue pas tout autant que l'exclusion, si ce n'est davantage, le ressort de l'injure. A cette question, il n'est évidemment pas facile (et peut-être même pas possible) de répondre. Moins visible, moins rationalisée, moins «secondaire», pour tout dire moins consciente, que l'exclusion, cette dimension de l'inclusion ne s'appréhende pas aisément.

Mais toute évaluation mise à part, que sous l'exclusion se profile l'inclusion, ou que sous l'intention de nuire se profile l'intention de *séduire*, ce sont là des conclusions qui ne peuvent que nous conforter dans notre thèse de départ de l'effet injure comme *effet traumatique* [92], c'est-à-dire de nature sexuelle et, plus particulièrement, homosexuelle.

---

92. Cf. *L'effet injure, op.cit.*, notamment «De l'effet injure à l'inconscient» p.117-156.

INCIDENCES

Si nous avons choisi ce titre en guise de conclusion, c'est pour éviter précisément d'avoir à conclure, autrement dit à clore ce qui se veut une ouverture.

Les *incidences* en revanche représentent les retombées, les conséquences, de ces points de contact de *l'injure à fleur de peau*. Elles ouvrent ainsi vers d'autres directions ou, pour prendre l'image du rayon lumineux incident, déterminent d'autres «angles de réflexion».

Une première constatation s'impose, qui vient en quelque sorte en complément par rapport à notre typologie: des deux axes de recherche de départ - l'injure «raciste» d'une part, le trait d'esprit d'autre part -, l'un se voulait pour ainsi dire externe à l'injure (un cas particulier, un cas d'espèce!), nous l'y avons réinséré ; l'autre, au contraire, apparaissait indissociable de l'injure, nous l'en avons séparé. Soit, mais là n'est pas, on s'en doute, l'intérêt majeur de ces confrontations.

Les incidences qui nous intéressent sont d'un tout autre ordre et, de plus, elles mettent en évidence le lien sous-jacent de ces deux axes.

Reprenons cette sorte de principe que nous avons dégagé, avec son corollaire, à savoir que : l'injure d'une part crée une espèce, une race, là où il n'y avait qu'un individu, et que d'autre part elle crée un «nous» là où il n'y avait qu'un «je».

Sans oublier que c'est une seule et même personne - celui qui injurie - qui assigne ainsi les places de chacun et que, pour créer une espèce d'un côté, un nous de l'autre, on peut dire que, schématiquement, il inclut l'autre (celui qu'il injurie) dans une espèce et s'inclut (dans) un «nous» [1]. Double mouvement qui, du même coup mais «secondairement», instaure l'exclusion mutuelle.

Processus fondamentalement relationnel, dans lequel l'intersubjectif (la relation entre individus, entre sujets particuliers), de par la dimension «raciste» qui y est imprimée, devient de l'interspécifique (une relation entre espèces) et permet ainsi de passer - même si ce n'est qu'une illusion - à ce qu'on pourrait appeler de l'«interobjectif».

C'est là bien sûr que se situe la première incidence, du côté de l'injure, mais comment ne pas l'envisager aussi dans un sens inverse, de retour, pour tout dire se «réfléchissant» vers la question du *racisme* ?

Le caractère insaisissable de celui-ci ne tient-il pas précisément pour une large part à cet aspect de création et de véritable construction ? La confusion qu'entretient le terme même de racisme entre connotation idéologique et caractéristique comportementale n'y trouve-t-elle pas justement son compte ?

Quant à la certitude de reconnaître une race, de la saisir, à partir d'un spécimen présent là en chair et en os, n'est-elle pas inébranlable ? L'illusion est trop forte : comment admettre que c'est le spécimen qui engendre la représentation de l'espèce, inexistante et irreprésentable en tant que telle, et non l'espèce qui est retrouvée, reconnue dans le spécimen ?

Créer l'illusion de l'«interobjectif», accentuer en quelque sorte l'«altérité externe», n'est-ce pas tout simplement le meilleur moyen de «réduire l'altérité interne de l'autre», pour reprendre ici les termes de Jean Laplanche [2] ?

---

1. Avec précisément l'ambiguïté : s'inclure dans un nous ou inclure nous dans soi. Cf. plus haut p.153.

2. «Ce qui manque à toutes les analyses du «racisme», c'est l'absence de prise en considération du clivage interne inhérent à l'autre lui-même : c'est cette *altérité interne* qui est à la racine de l'angoisse face à l'altérité externe ; c'est elle qu'on cherche à réduire à tout prix.» J. Laplanche : «Du transfert : sa provocation par l'analyste», in *La révolution copernicienne inachevée*, Paris, Aubier, 1992, p.433 note 16.

L'autre côté, celui du «nous», est cependant tout aussi intéressant ; la complicité requise du témoin, et pour ainsi dire forcée, de ceux qui appartiennent à une même espèce n'est-elle pas une manière de s'inclure (dans) un nous, disons «spécifique» ? Mais l'important à notre avis, c'est le caractère de violence et d'agression de cette inclusion, sous couvert ou sous prétexte d'une même appartenance ou d'un même lien : inclusion de gré ou de force car elle est nécessaire à la constitution d'un «nous».

La prise en compte de cette autre dimension «spécifique» oblige, on l'a vu, à un véritable changement de perspective quant au processus relationnel de l'injure, puisqu'elle «secondarise», ou tout au moins relativise, met en balance, la relation injurieur-injurié par rapport à la relation injurieur-témoin. Qu'en est-il en ce qui concerne le racisme ? C'est évidemment la question qu'on peut se poser.

Cette autre face du racisme est beaucoup moins évoquée que la précédente. Et pourtant, dans la référence idéologique - celle des théories racistes des XVIIIème et XIXème siècles - n'est-ce pas tout autant sinon davantage la constitution d'un «nous» (une race supérieure) qui prévaut, plutôt que le rejet et l'exclusion des autres, ou même de l'autre - de toute altérité, comme on a tendance à le dire aujourd'hui ? Mais peut-être sommes-nous tout simplement là devant le problème de la poule et de l'oeuf ?

Constitution d'un «nous» : bien qu'un peu en marge mais néanmoins proche de la question qui nous occupe, le mécanisme de l'*opinion*, tel que le décrivent Gilles Deleuze et Félix Guattari dans *Qu'est-ce que la philosophie ?,* y renvoie pour ainsi dire directement et il vaut la peine d'en reporter ici quelques passages particulièrement intéressants pour notre propos. Ainsi :

> «Nous dégageons une qualité supposée commune à plusieurs objets que nous percevons, et une affection supposée commune à plusieurs sujets qui l'éprouvent et saisissent avec nous cette qualité. L'opinion est la règle de correspondance de l'une à l'autre...» «...pour un groupe d'objets, on peut extraire beaucoup de groupes de sujets très différents, attractifs ou répulsifs...»

Mais le plus parlant est sans doute cet exemple :

«...on apporte du fromage à la table du banquet, quelqu'un en extrait une qualité pure (par exemple, odeur puante) ; mais en même temps qu'il abstrait la qualité, il s'identifie lui-même à un sujet générique éprouvant une affection commune (la société de ceux qui détestent le fromage - rivalisant à ce titre avec ceux qui l'aiment, le plus souvent en fonction d'une autre qualité)... Ne faut-il pas dire que ceux qui aiment le fromage (...) puent eux-mêmes ? A moins que ce ne soient les ennemis du fromage qui puent ? C'est comme l'histoire [poursuivent-ils] que racontait Hegel, la marchande à qui l'on dit : «Vos oeufs sont pourris, la vieille», et qui répond : «Pourri vous-même, et votre mère, et votre grand-mère» : l'opinion est une pensée abstraite, et l'injure joue un rôle efficace dans cette abstraction, parce que l'opinion exprime les fonctions générales d'états particuliers» [3].

Enfin, comment ne pas terminer sur cette réflexion :

«C'est pourquoi tant de discussions peuvent s'énoncer ainsi : "moi en tant qu'homme, j'estime que toutes les femmes sont infidèles", "moi en tant que femme je pense que les hommes sont des menteurs"» . Ou encore celle-ci : «...sera vraie une opinion qui coïncide avec celle du groupe auquel on appartiendra en la disant» [4].

Nous n'irons pas plus loin dans cette incidence sur le problème du racisme, laissant à ceux qui s'y intéressent plus spécialement le soin d'y trouver peut-être quelque chose à glaner.

Une autre incidence «réflexive», renvoyant dans la direction du point de départ mais selon un «angle» divergent, serait celle sur le plan *juridique*.

Mais comment l'entendre, puisque en même temps que

---

3. Les auteurs renvoient ici au texte de Hegel : *Qui pense abstrait ?* Sämtliche Werke, XX, p.445-450.

4. Cf. pour ces différents extraits : G. Deleuze et F. Guattari : *Qu'est-ce que la philosophie ?*, Paris, Ed. de Minuit, 1991, p.137-139. Crochets de E.L.

nous en montrons les insuffisances (pour l'injure «raciste») et les invraisemblances (pour la naturalisation), nous les justifions en quelque sorte par le caractère nécessaire, sinon inéluctable, de leurs fonctions ? Peut-être que les juristes seraient néanmoins susceptibles d'en envisager des retombées plus pragmatiques ?

Venons-en à l'incidence la plus directe, celle qui, pour garder notre image, est «réfractée» et non plus «réfléchie» - qui pénètre dans le milieu en modifiant sa trajectoire - autrement dit, celle qui concerne l'injure elle-même, mais là encore dans une de ses formes extrêmes, le *juron.*

Autre «injure à fleur de peau» s'il en est ; autre point d'insatisfaction et d'insuffisance de *L'effet injure* [5], bien qu'y trouvant sa place du point de vue typologique, puisqu'il se situe au sein - ou plutôt à la limite extrême - de l'autre type d'injure que nous avons désignée par opposition comme *non-spécifique*. Nous ne l'avons cependant pas abordé présentement car il ouvre en fait un tout autre champ de recherche (celui du «non-spécifique» précisément) et nécessiterait un nouveau développement, une re-mise en question, similaire à celle que nous venons de faire pour le «spécifique».

Si nous l'évoquons ici, parmi les incidences, c'est parce qu'il se caractérise par sa *situation relationnelle particulière*, à l'extrême de l'injure tout comme à la limite du langage et de la communication, si tant est que, d'un strict point de vue formel comme celui du discours, le juron ne s'adresse à personne, et qu'il n'y a pas plus d'injurié que d'injurieur, mais seulement un *jureur.*

Curieusement ce «défaut» dans les conditions relationnelles propres à l'injure passe tout aussi inaperçu que celui de l'absence de l'injurié dans le trait d'esprit. Ce qui retient l'attention c'est essentiellement le vocabulaire, reconnu comme injurieux ou blasphématoire, à telle époque et pour telle société ; le juron en ce sens est bien un «véritable

5. *Op.cit.* notamment p.57-63 et 104-109.

révélateur d'un groupe social déterminé et de ses valeurs admises et transgressées», comme le souligne Jean Delumeau [6], et qui renseigne en effet davantage sur l'«histoire des mentalités» que sur le phénomène lui-même. La linguistique, en revanche, comme le dit E. Benveniste, «ne sait qu'en faire» : «Le juron appartient bien au langage, mais il constitue à lui seul une classe d'expressions typiques dont le linguiste ne sait que faire et qu'en général il renvoie au lexique ou à la phraséologie. De ce fait on ne retient du juron que les aspects pittoresques, anecdotiques, sans s'attacher à la motivation profonde ni aux formes spécifiques de l'expression» [7].

Que le juron se situe à l'extrême, à la frontière de l'injure, oui, mais avec quoi ? C'est bien de ce côté qu'il faut se tourner et une fois de plus c'est le mot lui-même qui en ouvre la voie.

Comment en effet ignorer que lorsqu'on *prononce un juron*, on *jure*, mais que lorsque l'on *prononce un serment*, on *jure* tout autant ? Alors, est-ce pour ne pas reconnaître une telle proximité que l'on situe la plupart du temps le juron du seul côté de l'injure ? Ou bien est-ce cette proximité elle-même qui en constitue le caractère injurieux ?

Une nuance apparemment anodine révèle selon nous une distinction plus profonde : si l'on dit de quelqu'un qu'«il jure», par exemple, sans la précision d'aucun contexte, cela indique bien davantage la trivialité d'un juron que la solennité d'un serment. Pourquoi ? Si l'on y regarde d'un peu plus près, on voit que dans le *serment* on *jure quelque chose*, tandis que dans le *juron*, on *jure* disons uniquement *pour jurer*.

Le *serment* est en effet constitué de *quatre éléments* : 1) celui qui accomplit l'acte, le jureur ; 2) l'acte lui-même, le fait de jurer ; 3) le témoin ou le garant, celui ou ce sur/par/devant lequel le jureur jure ; 4) et enfin ce qui fait l'objet

6. Injures et blasphèmes in *Mentalités*, 1989, 2, p.11.

7. E. Benveniste : La blasphémie et l'euphémie, in *Problèmes de linguistique générale, 2*, Paris, Gallimard, 1974, p.254.

du serment, ce qu'il s'agit de garantir. Mais le plus important est que ces quatre éléments sont indissociables et donc *solidaires* les uns des autres. Or c'est précisément cette solidarité qui sanctionne la parole du jureur, qui la rend efficace, tout comme elle sanctionne le jureur lui-même, en lui assurant la crédibilité, même si celle-ci est en fait garantie par la menace de malédiction en cas de parjure.

Dans le *juron* en revanche, de ces quatre éléments on n'en retrouve que deux, *le jureur et le garant*. Non seulement l'acte de jurer est éludé, comme escamoté, mais la différence la plus manifeste tient selon nous à autre chose, qui est tout simplement qu'il n'y a ici *rien à garantir*, pas plus qu'il n'y a, du même coup, de menace de malédiction.

Le juron est ainsi proche du jurement, lui-même défini comme un «serment fait sans nécessité ni obligation», et blasphématoire en ce sens, car on n'invoque pas les dieux pour rien ou pour quelque chose qui n'en vaut pas la peine. Il s'en distingue pourtant, d'une part parce que le garant invoqué n'est pas pas tout à fait le même (à la fois reconnaissable et méconnaissable) et d'autre part parce que le juron n'est pas véritablement un discours, il ne vise pas à communiquer : il est au contraire essentiellement expressif et émotionnel, relevant de l'exclamation et de l'interjection.

On comprend que, dans ces conditions, la «formule à formuler», l'objet à saisir [8], n'aient plus besoin d'être conformes, il suffit que, d'une manière ou d'une autre, ils en rappellent quelque chose, ne serait-ce que par la forme, le rythme, le ton, etc. Mais déformations, altérations, substitutions de toutes sortes, même si elles conduisent au non-sens (car tout peut servir de juron), n'empêchent pas qu'un juron se reconnaît, ne serait-ce que parce qu'il «jure» par rapport aux autres formes de discours, qu'il produit un son dissonant, et qu'il n'est pourtant pas un cri.

Le juron serait ainsi un serment dévoyé et/ou un anti-

8. Qui représentent précisément le fondement du serment. Cf. sur ce point E. Benveniste : «Le serment à Rome, et en Grèce», in *Vocabulaire des institutions indo-européennes*, Tome II, Livre II, Paris, Editions de Minuit, 1969.

serment. «Parole sans foi ni loi» [9], ne respectant pas plus l'une que l'autre mais y renvoyant du même coup, ne se définissant et n'existant que par elles.

Jurer pour quoi ? Puisqu'il n'y a rien à garantir. Jurer pour qui ? Alors qu'il n'y a personne à convaincre. N'est-ce pas là que réside l'injure ? En jurant pour rien, uniquement pour jurer, le jureur s'approprie la garantie pour son propre compte et non pour ce qu'il dit. La fonction du garant se trouve ainsi déplacée de son but, dévoyée de l'objet du serment à la personne du jureur.

Toujours est-il que, pour revenir à notre perspective, le processus relationnel de l'injure est ici réduit au «*je*». Dans quelle mesure peut-on encore parler de la constitution d'un «*nous*» ou, pour poser la question plus directement : le recours au garant n'est-il pas une manière pour le jureur de s'inclure (dans) un nous ?

Ne l'oublions pas, avec le juron nous sommes à la limite de la communication et de l'intersubjectif ; le garant n'est pas une personne ou, s'il l'est, le jureur ne lui demande pas son avis, ne l'interpelle pas, il le prend non pas vraiment à témoin mais bien plutôt *comme* témoin [10]. Pour tout dire, il n'y a pas de 2ème personne, de «tu», qui permette dans le juron de constituer un «nous» (ne serait-ce qu'au prix d'une fiction de discours comme dans l'injure interpellative, à deux). Le garant est un *il*, une «3ème personne» au sens grammatical, avec toutes les caractéristiques propres à «l'expression impersonnelle» - «pouvant être une infinité de sujets, ou aucun», et «se constituer avec n'importe quelle référence d'objet» ; n'étant «pas réversible», et «jamais réflexive de l'instance de discours», etc... [11] Le garant est

---

9. Cf. pour ce développement notre communication «Le juron : parole sans foi ni loi, ou : du serment à l'injure» in *Le Serment*, édité par Raymond Verdier, Tome II - Théories et Devenir, Paris, Editions du CNRS, 1991, p.235-244.

10. Ne nomme-t-on pas aussi «témoin» le bâton que, dans une course de relais, les coureurs se passent de l'un à l'autre, comme garant ?

11. Cf. plus haut p.148sq.(citation de E. Benveniste).

une *non-personne*. Non-personne, oui, mais pouvant du même coup se situer de part et d'autre de la personne : au-delà, du côté de l'inatteignable, de l'étrange et de la toute-puissance, de ce qui implique respect, crainte et vénération; et aussi bien en deçà, du côté du monde familier et trivial de l'objet.

Ne peut-on alors envisager cette autre fiction, en continuité avec notre hypothèse : «je» s'inclurait (dans) un «nous», en s'appropriant un «il», 3ème personne du côté de la toute-puissance, en un mot celle que représente le garant d'un serment, mais (du fait de la malédiction sous-jacente ? du risque d'aliénation ? du constat de sa propre impuissance?), «je» l'exclurait pour ainsi dire simultanément, le transformant alors en 3ème personne de l'injure et du mépris, ou encore en profitant de son ambivalence, conservant alors le bon «il» et rejetant le mauvais ? Comment le savoir ? Pure fiction, pure imagination, dira-t-on.

La situation particulière du juron tient précisément à ce que l'injurieur-jureur n'a pour témoin et pour cible que sa propre altérité. A la limite de la communication et de l'intersubjectif, c'est donc au sein de l'intrasubjectif qu'il se joue, et c'est bien là la difficulté de son approche autre que lexicologique.

Mais, avec ou sans fiction, où est l'injure ? Est-elle dans la seule exclusion, comme on le perçoit habituellement, ou n'est-elle pas davantage, là encore, dans l'inclusion, la constitution d'un «nous», ou d'une «personne amplifiée» : jurer pour jurer, pour son propre compte ? Est-ce encore un «nous», puisqu'il n'est pas construit en jonction avec une autre personne, et qu'il n'est que pure et simple appropriation d'une non-personne, d'un objet ? Allons plus loin : n'est-ce pas le processus lui-même d'inclusion/exclusion qui est seul en cause, le «il», l'objet, n'étant là que pour le mettre en oeuvre, que pour rendre extérieur ce qui n'est qu'intérieur ? Création, construction, tout comme l'intersubjectif devient, dans l'injure proprement dite, de l'«interobjectif», dans le juron l'intrasubjectif deviendrait ce qu'on peut alors appeler de l'«intra-objectif». N'est-ce pas tout simplement, et transposé ici sur le plan relationnel, que : «l'extrême de l'objectivité permet seul de représenter l'extrême de la subjectivité» [12] ?

Un mot, pour terminer, en ce qui concerne la dénomination de *non-spécifique* qui, dans notre typologie, se référait au sens individuel et particulier de spécifique, et non à son sens collectif.

L'opposition spécifique/non-spécifique se rapprochait ainsi, en un sens, de ce que Freud distingue comme deux types d'action, face à «l'accumulation de tension insupportable, comparable à l'élévation de niveau dans un réservoir», et à laquelle se trouve confronté «l'organisme du nourrisson, incapable de pourvoir seul à ses propres besoins, dans le «désaide»» [13] : l'action spécifique «permettant de décharger la tension pour un temps» et l'action non-spécifique au contraire «laissant le réservoir déborder», «inadéquate en ce qu'elle n'empêche pas le réservoir de rester plein». Il s'agit là d'un modèle physiologique - Jean Laplanche y insiste - qui est celui du besoin, d'une tension organique qui ne cesse que lorsqu'elle est apaisée, c'est-à-dire lorsque le besoin est satisfait, précisément par une action spécifique, ne serait-ce que pour un temps.

L'injure - est-il nécessaire de le préciser ? - n'est pas une action en ce sens, pour ainsi dire instinctuelle [14], résultant d'un besoin, d'une accumulation de tension d'or-

---

12. Nous sortons de son contexte cette phrase de Jean Laplanche, qui est en fait un commentaire à propos d'un passage particulier de l'oeuvre de Hölderlin, mais où précisément celui-ci traite de la relation entre le poète et son oeuvre, et notamment de «l'opposition dialectique entre *intériorité* et *différence*». *Hölderlin et la question du père*, Paris, PUF, 1961 (rééd. coll. Quadrige), p.113.

13. J. Laplanche : *La révolution copernicienne inachevée*, *op.cit.*, p.XXVI-XXVII.

14. Comme le soulignent J. Laplanche et J.B. Pontalis dans le *Vocabulaire de la psychanalyse* (Paris, PUF, 1967, article «action spécifique», note) : «On pourrait établir un rapprochement entre la théorie freudienne de l'action spécifique et l'analyse du processus instinctuel faite par la psychologie animale contemporaine».

dre physiologique ; pas plus que l'injure n'apaise [15], qu'elle soit spécifique ou non.

L'opposition spécifique/non-spécifique signifiait seulement pour nous : adéquation / non-adéquation (de l'injure à la cible). Or, de ce point de vue de l'adéquation, la distinction que Freud fait entre les deux types d'action est ambiguë. Si l'on suit l'analyse de J. Laplanche, ce que Freud appelle action spécifique c'est aussi bien la réponse obtenue, l'action déclenchée, ««l'aide étrangère», l'action de la mère caractérisée avant tout par l'apport de nourriture». «Les cris du nourrisson» qui l'ont suscitée, eux, ne sont «que l'expression purement mécanique du débordement non-spécifique... Ils ne deviendront des messages, des appels à l'aide [donc spécifiques], que par l'interprétation subjective de la mère» [16].

Cette même ambiguïté, nous ne l'avons pas évitée avec l'injure, la spécificité résidant en fin de compte moins dans l'adéquation du discours que dans celle de l'effet injure précisément. Ce que nous avons traduit par : l'injure porte juste parce qu'elle blesse (et non : elle blesse parce qu'elle est juste) ou, en d'autres termes : la spécificité se situe en un autre point que le point conscient de l'argument (ou de l'adéquation).

Avec le sens collectif de spécifique - celui que nous avons développé ici - c'est dans le processus relationnel lui-même que se situerait la spécificité, c'est-à-dire dans la dimension «raciste» de toute injure. Mais en mettant l'accent sur la relation injurieur-témoin, et non sur la seule relation injurieur-injurié, ou autrement dit, en mettant en balance le fait d'inclure par rapport à celui d'exclure, on peut se demander dans quelle mesure l'opposition spécifique / non-spécifique se justifie encore. La dénomination même de *non-spécifique*, par la seule négation, n'est-elle pas d'une certaine

---

15. Contrairement à ce qu'on entend dire : «soupape de sécurité», décharge salvatrice», «injuriez pour vous maintenir en bonne santé», etc., c'est ce modèle de l'apaisement d'une tension, pour tout dire le débordement d'un «instinct agressif», qu'on retrouve le plus souvent.

16. J. Laplanche : *La révolution copernicienne inachevée*, *op. cit.* p. XXVII et note 51. Entre crochets : E.L.

façon la marque de sa non-existence en tant que telle, puisque définie uniquement par rapport au spécifique ?

Reste une incidence, que nous tenons à évoquer ici, quitte à nous attirer les foudres des étymologistes. Elle concerne le terme *injure* lui-même. Les dictionnaires renvoient au mot latin *injuria*, injustice, tort, ce qui sous entend (et qui est même parfois exprimé) que le préfixe *in* marque la négation par rapport à ce à quoi il est fait référence, c'est-à-dire, à la justice, au droit, ou plus fondamentalement et si l'on se réfère à E. Benveniste, à la formule, en latin : au *jus*. Soit, mais ne peut-on envisager que *in* ne soit pas seulement le préfixe privatif mais tout aussi bien la préposition *in* ? Suivie d'un ablatif (*in jure*) elle signifierait quelque chose comme : dans le droit, s'agissant du droit, etc ; suivie d'un accusatif (*in jus*, puisque *jus* est du genre neutre), quelque chose comme : selon - mais aussi bien : envers - le droit, contre le droit (avec précisément le sens ambivalent de «contre» : proche de et opposé à).

Certes, mais comment concilier cette référence au droit et à la justice avec le mot *injuria* qui semble seul retenu ? La proximité phonétique de «*in jura*» (préposition *in* suivie de l'accusatif pluriel de *jus* : *jura*), et de «*injuria*», aurait de quoi intriguer. L'injustice certes a prévalu, mais ne serait-ce pas parce que précisément, en étant conforme au droit (en visant juste ou en répétant les formules), l'injure instaure une *relation* fondamentalement injuste et inégale, la constitution d'un «nous» là où il n'y avait qu'un «je» ?

BIBLIOGRAPHIE

Anzieu (D.) : *Le moi-peau*, Paris, Dunod, 1985.

Aristote : *La politique*, liv. II, «Du citoyen et de la cité», Paris, Denoël-Gonthier.

Bateson (G.) : «Pourquoi un cygne ?» *Vers une écologie de l'esprit* (traduction de *Steps to an Ecology of Mind*, Chandler Publishing Company, New York), Tome 1, Paris, Seuil, 1977, réédition 1990, coll.La couleur des idées.

Benveniste (E.) :

- *Problèmes de linguistique générale, 1*, Paris, Gallimard, 1966 ; et 2, Paris, Gallimard, 1974.

- *Vocabulaire des institutions indo-européennes*, Tome 2, Paris, Editions de Minuit, 1969.

Bergson (H.) : *L'évolution créatrice*, Paris, Presses Universitaires de France (Quadrige), 1981.

Boizet (J.) : *Les lettres de naturalité sous l'Ancien Régime*, (Thèse), Paris, 1943.

Boulet-Sautel (M.) : «L'aubain dans la France coutumière du Moyen Age», in *Recueils de la Société Jean Bodin, L'étranger*, t.X, Editions de la Librairie Encyclopédique, Bruxelles, 1958, p.65-100.

Chouraqui (A.) : *L'amour fort comme la mort*, Paris, Robert Laffont, 1990.

Code civil *Code de la Nationalité*

Costa-Lascoux (J.) : *De l'immigré au citoyen*, Paris, La Documentation Française, 1989.

Darwin (Ch.) : *L'origine des espèces*, tome I, Paris, Petite Collection Maspero, 1980.

Deleuze (G.), Guattari (F.) : *Qu'est-ce que la philosophie?* Paris, Editions de Minuit, 1991.

Delumeau (J.) : Injures et blasphèmes, in *Mentalités*, 1989, 2.

Dupré (P.) : *Encyclopédie du Bon Français dans l'usage contemporain*, Ed. de Trévise, 1972.

Ehrard (J.) : *L'idée de nature en France dans la première moitié du XVIIIè siècle*, t. I et II. Bibliothèque générale de l'Ecole pratique des Hautes Etudes, Paris, 1963, Sevpen.

Ermont (A.) et Meillet (A.) : *Dictionnaire étymologique de la l langue latine*, Paris, Klincksieck, 1985, 4ème éd.

Etre Français aujourd'hui et demain, Paris, UGE, 1988.

Finkielkraut (A.) : «Sur un vers de Racine», *Le Monde*, 29.10.1987, p.1.

Foucault (M.) :

- *L'archéologie du savoir*, Paris, Gallimard, 1969.
- *Histoire de la folie*, Paris, Gallimard, 1972.
- *Surveiller et punir*, Paris, Gallimard, 1975.

Frappat (B.) : «Face», in *Le Monde*, 22 janvier 1985, p.1.

Freud (S.) :

- *Le mot d'esprit et ses rapports avec l'inconscient*, Paris, Gallimard, nouvelle édition (traduction par Denis Messier), 1988.
- «Une difficulté de la psychanalyse», in *L'inquiétante étrangeté*, Paris, Gallimard, 1985, p.181-187.
- «La négation», in *OCF-P*, XVII, Paris, PUF, 1992.

Gaffiot (F.) : *Dictionnaire Latin-Français*, Paris, Hachette.

Ganshof (F.L.) : «L'étranger dans la Monarchie franque», in *Recueils de la Société Jean Bodin, L'Etranger*, tome X, Editions de la Librairie Encyclopédique, Bruxelles, 1958, p.5-36.

Genermont (J.) : «Le point sur les théories de l'évolution», in *Courrier du C.N.R.S.*, 59, janv.-mars 1985, p.16-22.

Gillisen (J.) : «Le statut des étrangers à la lumière de l'histoire comparative», in *Recueils de la société Jean Bodin, L'étranger*, t. IX, Ed. de la Librairie Encyclopédique, Bruxelles, 1958, p. 5-57.

Grévisse (M.) : *Le Bon Usage*, Paris, Duculot, 1975 (10ème éd.).

Guattari (F.) et Donnard (G.) : «Nationalité et citoyenneté», in *Le Monde* du 9 février 1988, p. 2.

Guénée (B.) : «Des limites féodales aux frontières politiques», in *Les lieux de mémoire*, sous la dir. de P. Nora, t. II: *La nation*, vol. II, Paris, Gallimard, 1986, p. 27.

Kofman (S.) : *Pourquoi rit-on ?*, Paris, Editions Galilée, 1986.

Lagache (D.) :« Situation de l'agressivité», in *Oeuvres IV : Agressivité, structures de la personnalité*, Paris, PUF, 1982.

Langaney (A.) :

- «La nouvelle démographie de l'évolution», in *Populations* 3, 1984.
- «La diversité génétique humaine : considérable et mal connue», in *Génétique, Procréation et Droit*, Paris, Actes Sud, 1985, p. 350-351.
- «Evolution humaine 1985», in *Courrier du C.N.R.S.*, 59 janv.-mars 1985, p.41.

Laplanche (J.) :

- *Hölderlin et la question du père*, Paris, PUF, 1961 (rééd. coll. Quadrige, 1984).
- *La révolution copernicienne inachevée*, Paris, Aubier, 1992.

Laplanche (J.) et Pontalis (J.B.) : *Vocabulaire de la psychanalyse*, Paris, PUF, 1967.

Lavie (J.-C.) : «Les mots en jeu». Préface à l'édition de 1988 de Freud (S.): *Le mot d'esprit et ses rapports avec l'inconscient*.

Le Bidois (R.) : «Un(e) espèce d'idiot, cas d'espèce», in *Le Monde*, 2 décembre 1964.

Le Gendre (B.) : «La race à la trace», in *Le Monde* du 22 janvier 1985, p.13.

Legendre (P.) : *L'inestimable objet de la transmission*, Paris, Fayard, 1985.

Lévi-Strauss (C.) : *La pensée sauvage*, Paris, Plon, 1963.

Milner (J.C.) : *De la syntaxe à l'interprétation*, Paris, Le Seuil, 1978.

Minc (A.) : *La vengeance des nations*, Paris, Grasset, 1990.

Neyraut (M.) : *Les logiques de l'inconscient*, Paris,Hachette, 1978.

Parenthoën (I.) : «Les lacunes de la loi sur le racisme», *Le Monde* du 26 juin 1987.

Roudinesco (E.) : *Histoire de la psychanalyse en France*, tome I : «La bataille de cent ans (1885-1939)», Paris, Ramsay, 1982, (réédité par Le Seuil, en 1986).

Seignobos (Ch.) : *Histoire sincère de la nation française*, Paris, PUF, 1933 (rééd. coll. Quadrige).

Sibony (D.) : *Ecrits sur le racisme*, Paris, Christian Bourgois, 1988.

Solé (R.) : «L'intolérable seuil» in *Le Monde*, 31 mai 1990, p.9.

Taguieff (P.-A.) : *La force du préjugé. Essai sur le racisme et ses doubles*, Paris, La Découverte, 1987.

The Concordance to the Standard Edition of the Complete *Psychological Works of Sigmund Freud* (S. Guttman, R. Jones, S. Parrish ; G.K. Hall and Co), Boston, 1980)

Todorov (T) : *Nous et les autres*, Paris, Seuil, 1989.

Trésor de la langue française - Dictionnaire de la langue du XIXème et du XXème siècle (1789-1960)- Paris, C.N.R.S.

Grand Larousse de la langue française,

La Grande Encyclopédie, Paris, H. Lamirault & Cie.

Littré, Ed. J.-J. Pauvert, 1956.

Le Robert et Le Petit Robert.

TABLE DES MATIERES

Deuxième Partie
INJURIA SANGUINIS, INJURIA SOLI

Troisième Partie

DE L'INTENTION DE NUIRE

Made in the USA
Monee, IL
04 November 2026

67383144R00098